からだと心を癒やしてくれる

100 種類のハーブ

潤いのある暮らし研究会 編

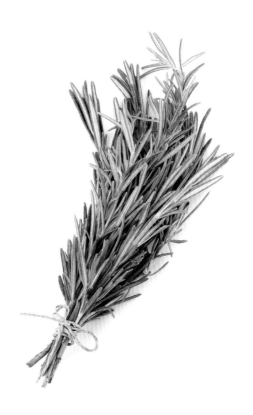

自由国民社

CONTENTS

Chapter 5 女性の健康ケアに効果的なハーブ

Chapter 6 生活習慣病予防に役立つハーブ

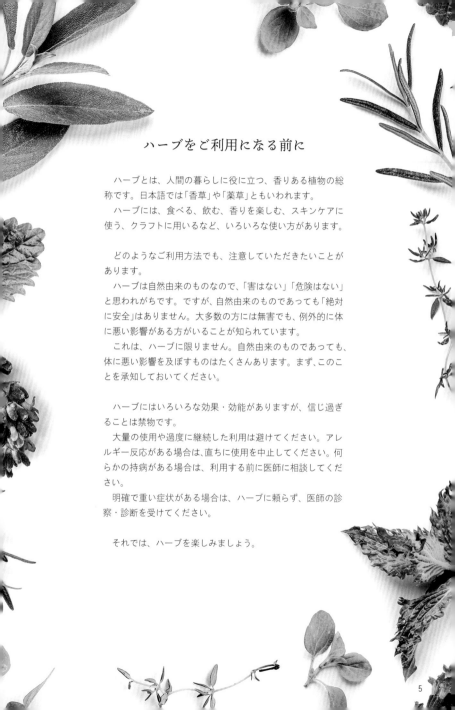

ハーブをご利用になる前に

　ハーブとは、人間の暮らしに役に立つ、香りある植物の総称です。日本語では「香草」や「薬草」ともいわれます。

　ハーブには、食べる、飲む、香りを楽しむ、スキンケアに使う、クラフトに用いるなど、いろいろな使い方があります。

　どのようなご利用方法でも、注意していただきたいことがあります。

　ハーブは自然由来のものなので、「害はない」「危険はない」と思われがちです。ですが、自然由来のものであっても「絶対に安全」はありません。大多数の方には無害でも、例外的に体に悪い影響がある方がいることが知られています。

　これは、ハーブに限りません。自然由来のものであっても、体に悪い影響を及ぼすものはたくさんあります。まず、このことを承知しておいてください。

　ハーブにはいろいろな効果・効能がありますが、信じ過ぎることは禁物です。

　大量の使用や過度に継続した利用は避けてください。アレルギー反応がある場合は、直ちに使用を中止してください。何らかの持病がある場合は、利用する前に医師に相談してください。

　明確で重い症状がある場合は、ハーブに頼らず、医師の診察・診断を受けてください。

　それでは、ハーブを楽しみましょう。

ハーブの主な働きについて

あ	安眠作用	安らかな眠りを促す効果
	エストロゲン様作用	女性ホルモンのエストロゲンに似た働きをする効果
か	肝機能の改善	肝臓の働きを改善する効果
	緩下作用	比較的穏やかな効果の下痢
	記憶力の向上（記憶機能の改善）	記憶力を向上する効果
	強心作用	心筋の収縮力を高める効果
	強壮作用	体を元気にする効果
	去痰作用	喉に絡む痰を取り除く効果
	駆虫作用	寄生虫や害虫を駆除する効果
	駆風作用	胃腸内にたまったガスを排出する効果
	血圧降下作用	血圧を下げる効果
	血圧調整作用	高めの血圧や低めの血圧を調整する効果
	血液浄化作用	血液をきれいにする効果
	血管拡張作用	血管の断面を広げる効果
	血行促進作用	全身の血液の流れをよくする効果
	血行不良の改善	血液の流れが滞っている状態を改善する効果
	血糖値上昇の抑制	血糖値の上昇を抑える効果
	血糖値の低下	血糖値を下げる効果
	解毒作用（デトックス効果）	体内にたまった老廃物や毒素を排出する効果
	解熱作用	発熱している体温を下げる効果
	健胃作用	胃の働きをさかんにする効果
	抗アレルギー作用	アレルギー症状を抑える効果
	抗ウイルス作用	ウイルスを不活化させる効果
	抗うつ作用	脳内のバランスを整えてうつ症状を改善する効果
	抗炎症作用	炎症を鎮める効果
	抗感染作用	細菌やウイルスに感染しにくくする効果
	抗菌作用	菌の増殖を抑制する効果
	口腔トラブルの改善	口の中のさまざまな不調を改善する効果
	抗酸化作用	活性酸素から体を守る効果
	抗真菌作用	真菌（かび）の増殖を抑制する効果
	抗不安作用	不安を和らげる効果
	高揚作用	気分を上げる効果
	呼吸器系の不調改善	喉の痛みや咳など呼吸器系の不調を改善する効果
	コレステロール値の低下	コレステロール値を下げる効果
さ	殺菌作用	細菌などの微生物を排除する効果
	弛緩作用	筋肉の緊張を抑える効果
	子宮強壮作用	子宮の働きを強める効果
	止血作用	出血を抑える効果
	脂肪吸収抑制作用	摂取した脂質の吸収を抑える効果
	脂肪分解作用	脂肪を分解する効果
	集中力の向上	集中力を向上する効果
	収れん作用	肌を引き締め毛穴を目立たなくする効果
	浄化作用	体の中を浄化する効果

	消化器系の不調改善	胃や腸の不調を改善する効果
	消化促進作用	消化を助ける効果
	消化不良の改善	胃腸の働きの低下を改善する効果
	消臭作用	不快な臭いを無臭または低臭気にする効果
	消毒作用	感染症を起こさない程度にまで病原体を殺滅・減少する効果
	食欲増進作用	食欲を増進させる効果
	食欲抑制作用	過剰な食欲を抑える効果
	女性ホルモン調整作用	女性ホルモンを正常に調整する効果
	自律神経調整作用	自律神経のバランスを整える効果
	シワ・シミの改善	肌のシワやシミを改善する効果
	整腸作用	腸内環境を整える効果
	造血作用	血液の細胞成分を形成する効果
	創傷治癒作用	傷ついた皮膚を治癒する効果
た	胆汁分泌促進作用	肝臓から出る胆汁の分泌を促す効果
	鎮咳作用	咳を抑える効果
	鎮痙作用	けいれんを抑える効果
	鎮静作用	イライラや興奮を抑える効果
	鎮痛作用	痛みを抑える効果
	通経作用	生理を促す効果
な	抜け毛・白髪の防止	抜け毛や白髪を抑制する効果
	粘膜の保護	体の粘膜を保つ効果
は	吐き気の緩和	吐き気を抑える効果
	発汗作用	汗をかくよう促す効果
	皮脂バランス調整作用	皮脂のバランスを調整する効果
	皮脂抑制作用	皮脂の過剰な分泌を抑える効果
	泌尿器系のトラブル改善	泌尿器系のさまざまな不調を改善する効果
	美肌効果	潤いやハリのある健康的な肌にする効果
	皮膚トラブルの改善（肌荒れの改善）	さまざまな肌のトラブルを改善する効果
	皮膚軟化作用	硬くなった皮膚を柔らかくする効果
	疲労回復作用	疲労を回復する効果
	貧血の防止	貧血を防ぐ効果
	防虫作用	衣類や書籍などに虫を寄せ付けない効果
	防腐作用	微生物の繁殖を抑えることで腐敗を防ぐ効果
	保湿作用	肌の潤いを保つ効果
	母乳分泌促進作用	母乳の分泌を促す効果
ま	目のトラブルの改善	目の乾きや疲れなどさまざまな不調を改善する効果
	メラニン生成抑制作用	メラニンの生成を抑制してシミを予防する効果
	免疫力向上作用	免疫機能を正常にする効果
ら	利尿作用	排尿を促進させる効果
	老化の防止	体内の組織の老化を防ぐ効果

　上記は、本書で紹介している主な働きの用語解説です。なお、本書において「〇〇に効果」との記載があっても、医薬品ではないので、その効果は保証されていません。伝統的に「〇〇に効果があると期待されている」という意味です。効果がまったくなかったり、副反応がある場合もあります。こういったときは、直ちに使用を中止し、医師に相談してください。

ハーブの使い方

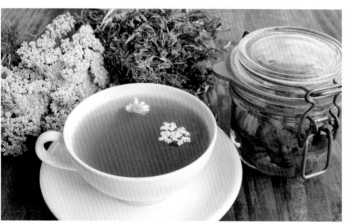

目的や好みに応じてさまざまな使い方ができるのがハーブの魅力

　ハーブの代表的な使い方として、飲み物への活用が挙げられます。ハーブティーは、ハーブにお湯を注ぐことで、香りや薬効成分を引き出します。また、ハーブを果物や砂糖と一緒に漬け込んだ、ハーブコーディアルというシロップは、子どもやハーブティーが苦手な方でも水などで割って気軽に飲むことができます。さらに、ハーブは料理に用いることで、独特の味わいと香りを与えてくれます。彩りとして添えるだけでなく、肉や魚の臭み消しや、ドレッシングやソースに使うこともできます。

　ハーブの有効成分をアルコールで抽出したエキスであるチンキは、ハーブティーや料理に混ぜて摂取できるほか、マウスウォッシュや化粧水、湿布などにも利用できます。

　リラックスしたいときには、ハーブバスがおすすめです。ハーブを不織布の袋やネットに入れてお湯を張った浴槽に浮かべたり、ハーブティーを浴槽に入れて入浴します。

　ハーブの香りを楽しむには、ハーブを容器に入れて熟成させた、ポプリという室内香を部屋に置くと良いでしょう。また、乾燥させたハーブを使った匂い袋のサシェは、たんすやクローゼットに入れたり、持ち歩いたりと、室内や外出先で使うことができます。虫よけの効果があるハーブを使うことで、防虫剤の代わりにもなります。

Chapter 1

リラックス効果に
優れたハーブ

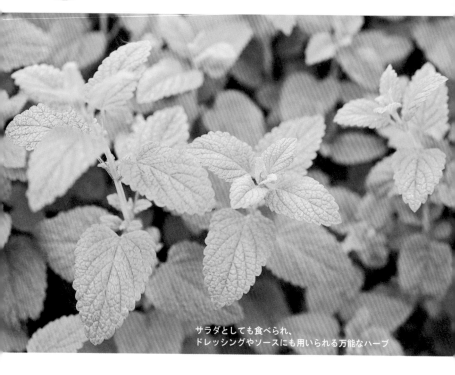

サラダとしても食べられ、
ドレッシングやソースにも用いられる万能なハーブ

気持ちを前向きにしてくれるレモンバーム

　レモンバームは、南ヨーロッパが原産地のシソ科の植物です。葉はハート型で綿毛に覆われており、白もしくは黄色の小さな花を咲かせます。ミツバチが好んで集まることから、ギリシャ語でミツバチを意味する「メリッサ」という別名があります。シトラールという芳香成分が含まれているため、レモンとミントを合わせたような爽やかな香りを持ちます。料理の香り付けとして古くから利用されており、臭みのある肉や魚などの食材に加えると、臭いを取ってくれます。乾燥させると長期保存ができるため、ドライハーブとしても活用できます。ドライハーブを細かく刻んで塩と混ぜ合わせれば、ハ

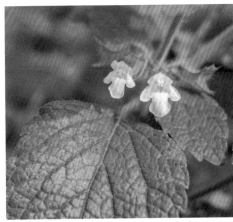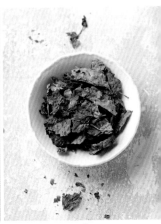

【左】初夏に0.5〜1cmほどの花を咲かせる　【右】乾燥させたレモンバームはハーブティー
やポプリなどに用いられる

ーブソルトとして使うことができます。

　レモンバームには、心を鎮静させる作用があり、神経系に働きか
けて、イライラ、緊張、不安などを鎮めてくれます。そのため、不
眠や心身の緊張にも効果的で、気持ちが明るく前向きになります。ま
た、消化器系の不調を改善する効果があり、消化不良を和らげ、胃
腸の調子を整えます。消化促進作用もあるとされるため、食後にハ

学名	*Melissa officinalis*
別名	メリッサ
分類	シソ科
原産地	南ヨーロッパ
使用部位	葉、茎、花
主な働き	鎮静作用、消化器系の不調改善、消化促進作用、発汗作用、抗菌作用、抗ウイルス作用、血圧降下作用など

ーブティーとして摂取するのも
おすすめです。ハーブティーに
は乾燥させた葉と生の葉のどち
らも利用でき、葉をカットする
と香りが増します。新芽に近い
柔らかい生の葉を使うと、フレ
ッシュな香りになります。発汗
作用にも優れているので、気管
支炎や風邪の初期症状のときに
も飲むとよいでしょう。

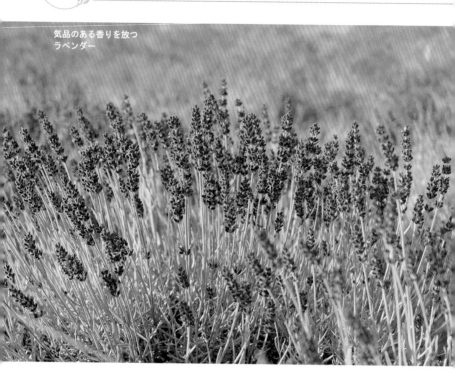

気品のある香りを放つ
ラベンダー

リラックス効果が高く、強い芳香が人気のラベンダー

　100種類を超える栽培品種があるシソ科のラベンダー。高温多湿を嫌い、乾燥した気候を好みます。細く真っすぐ伸びる茎に、白やピンク色の花を咲かせますが、中でも紫色が最もポピュラーです。伝統的なハーブとして古くから薬や調理に利用されており、イギリスのエリザベス1世はラベンダーのジャムを好んでいたといわれています。数あるラベンダーの中でも、寒さに強く香りが立ちやすいイングリッシュラベンダーが食用になります。乾燥させたラベンダーをすり鉢ですって、お菓子や料理の香り付けに使用するのが一般的です。牛乳や豆乳、紅茶に浮かべて飲むのもおすすめです。

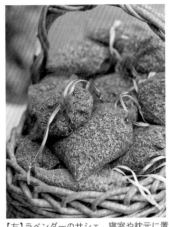
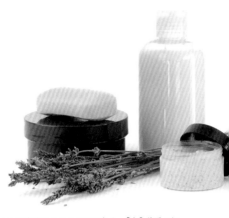

【左】ラベンダーのサシェ。寝室や枕元に置くと就寝時にリラックスできる　【右】ボディケア用品に配合されることも多い

ラベンダーには、鎮静作用があるとされる酢酸リナリルとリナロールという成分が含まれています。高ぶった神経を鎮める働きがあり、気分を落ち着かせてくれます。セロトニンの分泌を強く促すため、神経性の頭痛やめまい、イライラや不眠症などにも有効です。そのほか、消化器系の不調を改善するため、

学名	*Lavandula angustifolia*
別名	コモンラベンダーなど
分類	シソ科
原産地	地中海沿岸、インド、カナリア諸島、北アフリカなど
使用部位	花
主な働き	鎮静作用、消化器系の不調改善、消化不良の改善、駆風作用、抗ウイルス作用、安眠作用、鎮痛作用など

腹部にガスがたまっているときや消化不良にも役立ちます。抗ウイルス作用も期待でき、風邪の予防にもおすすめです。ハーブティーとして飲むと、有効成分を直接摂取できるため、得られる効果が高いといわれています。そのため、ドイツでは不眠対策に利用されることもあります。ハーブティーの香りが強く飲みにくい場合は、他のハーブとブレンドすると、香りが和らいで飲みやすくなります。

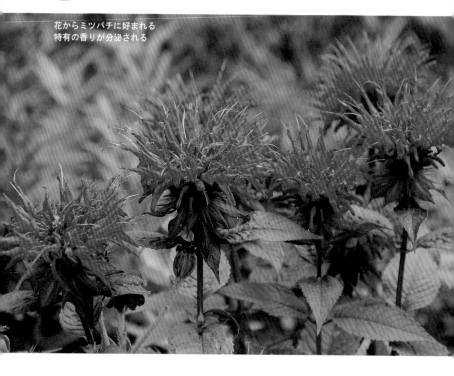

花からミツバチに好まれる
特有の香りが分泌される

甘い香りと蜜でミツバチを引き寄せるベルガモット

　ベルガモットはシソ科の植物で、原産地は北アメリカです。若葉
の香りと、ミカン科のベルガモット (学名：Citrus bergamia) の香り
が似ていることから、ベルガモットと名付けられました。たくさん
のミツバチを呼ぶ蜜源植物のため、ビーバームとも呼ばれています。
夏に赤い炎のような花を咲かせるため、和名はタイマツバナといい
ます。赤い花が多いですが、白、紫、ピンク、黄色などもあります。
若葉はワインの香り付けやサラダ、詰め物料理に利用し、花びらは
パンやクッキーに入れるほか、サラダに散らします。ハーブティー
は、少しピリッとするスッキリした味がします。アメリカでは、先

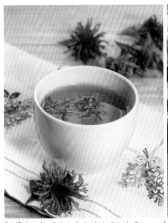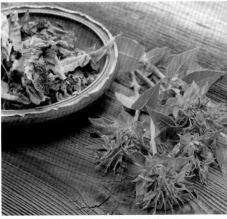

【左】鼻に抜けるような清涼感のあるハーブティー 【右】乾燥させたベルガモットと生のベルガモットのどちらもハーブティーに使用できる

住民オスウェゴ族が古くから飲んでいたお茶といわれており、オスウェゴティーとも呼ばれています。吐き気止めや解熱用などの薬としても使われていたそうです。また、紅茶が入手できなくなった1773年のボストン茶会事件＊からアメリカ独立戦争期には、紅茶の代用品として重宝されていました。

　ハーブティーは、呼吸器系の不調改善に役立つとされており、喉の痛みなどの緩和に有効です。また、胃の不調を和らげたり、駆風作用により腸内にたまったガスを体外に排出したりする手助けをします。そのほかにも鎮痛作用があり、生理痛の緩和などにも効果的です。柑橘系の香りを持ち、鎮静作用があるため、高ぶった気持ちをリフレッシュするのに最適です。

学名	*Monarda didyma*
別名	タイマツバナ、モナルダ、ビーバーム、オスウェゴティー
分類	シソ科
原産地	北アメリカ
使用部位	葉、花
主な働き	呼吸器系の不調改善、消化器系の不調改善、駆風作用、鎮痛作用、鎮静作用など

＊ボストン茶会事件…イギリスの植民地政策に反発したアメリカ植民地の市民が、イギリス船に積まれていた紅茶を海に投げ捨てた事件

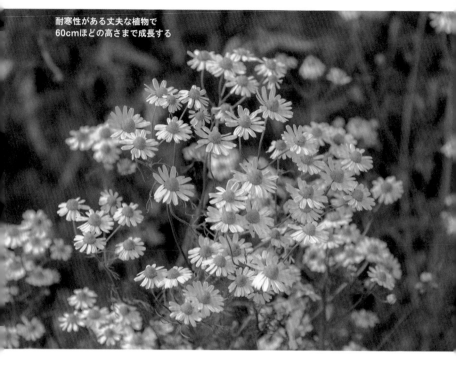

耐寒性がある丈夫な植物で
60cmほどの高さまで成長する

「地上のリンゴ」を意味するジャーマンカモミール

　カモミールにはジャーマン種とローマン種の2種があり、一般的にカモミールというとジャーマンカモミールのことを指します。青リンゴに例えられる甘い香りが特徴で、カモミールの名には、ギリシャ語で「地上のリンゴ」という意味があるそうです。婦人科系の疾患に用いられてきたことから、学名のMatricariaはラテン語の「子宮」に由来します。古くから民間薬として日常的に利用されてきたハーブで、現在でも世界各地で薬用を目的に栽培されています。穏やかな作用や効能の多さから、フランスやドイツでは「母の薬草」とも呼ばれています。日本には江戸時代に伝わり、カミツレという和

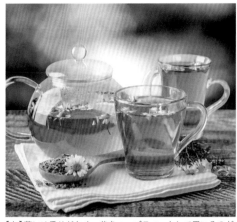 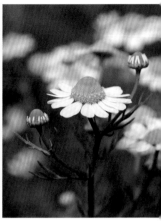

【左】葉には香りがなく、花をハーブティーとして用いるのが一般的　【右】花の黄色い中心部が盛り上がっているのが特徴

学名	*Matricaria recutita*
別名	カミツレ
分類	キク科
原産地	北ヨーロッパ、西アジア
使用部位	花
主な働き	鎮静作用、消化器系の不調改善、発汗作用、安眠作用、駆風作用、弛緩作用、抗アレルギー作用など

名で親しまれています。カモミールのうちローマン種は苦みがあり飲みにくいため、ハーブティーにはジャーマン種を利用します。単品だけでなく、紅茶とブレンドしたり、蜂蜜や牛乳を少量入れるのもおすすめです。

　甘く優しい香りは、神経の高ぶりを鎮めて、心のリラックスをもたらしてくれるため、ストレスや緊張、不眠の改善に役立ちます。また、胃腸の調子を整える働きがあるとされ、ストレスによる下痢や過敏性腸症候群、胃痛、胃潰瘍などの胃腸のトラブルにも有効です。そのほか、体を温めるといわれており、冷え性や風邪のひき始めの悪寒にも効果的です。ハーブティーはノンカフェインのため、就寝前に飲むと安眠につながります。また、禁忌がなく子どもにも飲ませることができます。

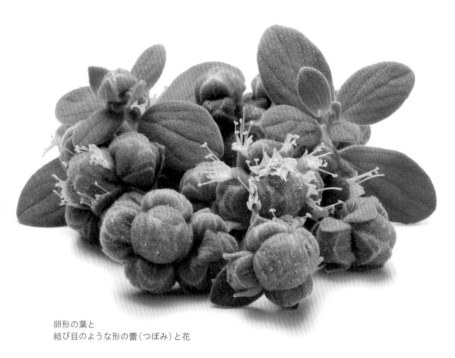

卵形の葉と
結び目のような形の蕾（つぼみ）と花

ストレスによる消化不良に役立つマジョラム

　マジョラムはシソ科の植物で、原産は地中海東部沿岸です。近縁種のオレガノ（P.120）と葉の形や香りが似ていますが、マジョラムの方が風味がマイルドです。甘い香りがすることからスイート・マジョラムと呼ばれるほか、結び目のように小さな花が付くため、ノッテッド（結び目のある）・マジョラムとも呼ばれます。学名のOriganumは、ギリシャ語のoros（山）とganos（輝き）を合わせた「山の装飾」という意味です。イギリス、フランス、イタリアでは非常にポピュラーなハーブで、家庭菜園で栽培している人も多く、イタリアでは生の状態でピザに載せたり、フランスでは刻んだ葉をバタ

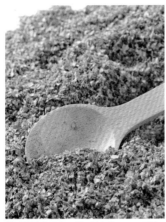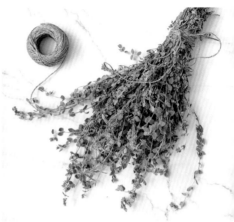

【左】乾燥させたマジョラムは、ハーブティーやサシェに活用できる　【右】ブーケガルニとして煮込み料理に使うのもおすすめ

ーに混ぜ込んでハーブバターを作ったりします。ソーセージなどの肉料理の臭み消しや香り付けといった使い方だけでなく、オムレツなどの卵料理やトマト料理との相性が良く、スープなどの煮込み料理にも活用されます。生のマジョラムを細かくカットし、ハーブティーとして楽しむことも可能です。

学名	*Origanum majorana*
別名	スイート・マジョラム、ノッテッド・マジョラムなど
分類	シソ科
原産地	地中海東部沿岸
使用部位	葉、花
主な働き	鎮静作用、デトックス効果、食欲増進作用、消化促進作用、消化不良の改善、血行促進作用、消臭作用など

　鎮静の効果があるとされており、高ぶった神経を静めてくれます。ほかにも、デトックス効果があるといわれているため、体内の毒素を排出してくれます。食前に摂取すると食欲増進、食後に摂取すると消化を促します。ストレスによる消化不良にも良いとされています。血行促進作用も期待ができ、冷えの改善にも役立ちます。なお、妊娠中の方や生理中の方、低血圧の方は使用を避けましょう。

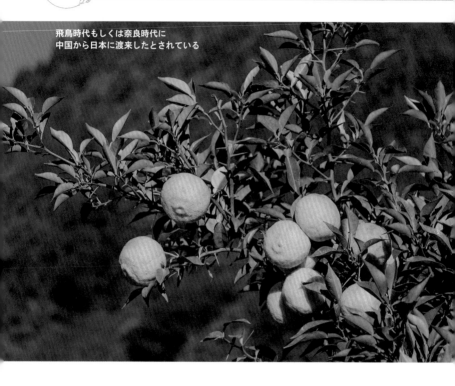

飛鳥時代もしくは奈良時代に
中国から日本に渡来したとされている

ほんのり苦味のある爽やかな香りのユズ

　江戸時代以前より日本で自生し親しまれている、ジンジャー
(P.94)やヨモギ(P.188)のような植物のことを「和ハーブ」と呼びま
す。和ハーブを代表する一つが、ユズです。ほんのり苦味のある爽
やかな香りを持ち、近年では海外でも人気が高まっています。ユズ
の消費量と生産量が世界一の日本では、古くから食用だけでなく、民
間では風邪薬としても利用されていました。現代では、果皮は吸い
物、酢の物、焼き魚などの日本料理の香り付けとして用いられ、絞
った果汁はドリンクに加工されたり、調味料に使われたりします。柚
子胡椒は、ユズの皮をすりおろして塩と青唐辛子を加えて混ぜ合わ

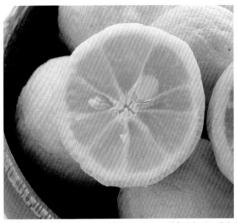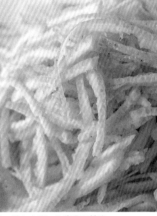

【左】カリウムやカルシウムなどのミネラルが含まれているため、体にたまった塩分の排出を促してくれる　【右】料理を引き立ててくれる、鮮やかな黄色い果皮

せたものです。肉料理、鍋、ギョーザなどと相性が良いとされています。韓国のユズ茶は、加熱していない果皮や果実を砂糖漬けにしてお湯を注いだもので、美容に効く飲み物として親しまれています。

　ユズにはリモネンやシトラールという成分が含まれており、神経を正常に働かせる細胞を活性化する効果があるとされています。そのため、イライラを落ち着かせ、穏やかな気持ちにさせてくれます。

学名	*Citrus junos*
別名	ホンユズ、ユノス
分類	ミカン科
原産地	中国
使用部位	果実
主な働き	鎮静作用、自律神経調整作用、抗酸化作用、老化の防止、コレステロール値の低下、美肌効果など

　また、果皮にはレモン果汁の約3倍のビタミンCが含まれており、抗酸化作用によりコラーゲンの生成をサポートして肌にハリを与え、体内の組織の老化を防ぐといわれています。さらに、ユズには食物繊維の一種であるペクチンが含まれており、コレステロール値を下げるのに有効とされています。

21

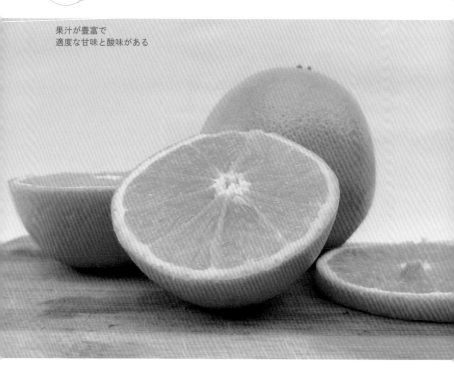

果汁が豊富で
適度な甘味と酸味がある

爽やかな香りのオレンジで気持ちを晴れやかに

　ミカン科の植物で、原産地のインドからヨーロッパを経由して明治時代に日本に導入されたものをオレンジと呼びます。ヨーロッパでは、古くから多産や無垢を象徴する果実とされてきました。また、オレンジ園を持つことは富と幸福の象徴でもあったため、フランスのベルサイユ宮殿にはオレンジ園が残されています。

　オレンジは果皮が一番香りの強い部分です。果肉と混ぜてマーマレードにできるほか、すりおろしてリキュールを作ることができます。乾燥させるとハーブティーとして利用でき、他のハーブとブレンドすると、フルーティーな香りが口当たりをまろやかにしてくれ

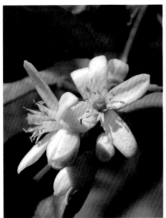 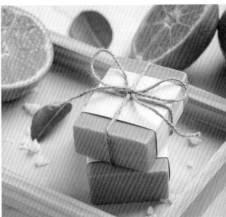

【左】春に香り高い白い花を咲かせる　【右】幅広い世代に好まれる香りで、せっけんなどのさまざまな製品に取り入れられている

ます。また、砂糖水で煮詰めて乾燥させれば、ケーキなど洋菓子の材料になります。このほかにポプリとして活用することもできます。

　オレンジの香りは、気持ちを明るく前向きにさせてくれるため、男女問わず人気があります。リモネンという成分が含まれており、高ぶった神経を落ち着かせてくれます。そのため、不安の軽減やストレス解消に有効です。ハーブティーにして寝る前に飲むと、安眠を促してくれます。そのほか、消化器系に働きかけるため、消化不良、便秘、軽い下痢にも役立ちます。代謝アップや過剰な食欲を落ち着かせてくれる働きも期待できるため、ダイエット中の方にもおすすめです。さらに、免疫力を向上する効果があるため、風邪などの病気に対する抵抗力を高めるとされています。

学名	*Citrus sinensis*
別名	アマダイダイ、スイートオレンジ
分類	ミカン科
原産地	インド
使用部位	果実
主な働き	鎮静作用、抗不安作用、安眠作用、消化器系の不調改善、食欲抑制作用、免疫力向上作用など

23

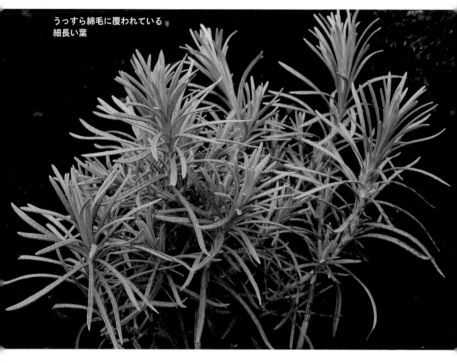

うっすら綿毛に覆われている
細長い葉

ドライフラワーやポプリに最適なカレープラント

　カレープラントは、南ヨーロッパ原産のキク科の植物で、乾燥し
ている場所に自生します。黄色い花と綿毛の生えたシルバーの葉が
特徴で、属名のHelichrysumは、ギリシャ語でhelios（太陽）とchrysos
（金色）を合わせたものが由来となっています。ガーデニングが盛ん
なイギリスの庭園で、よく栽培されています。乾燥させた後も色や
形が変化しにくいことから、イモーテル（不滅）、エバーラスティン
グ（永遠）とも呼ばれており、ドライフラワーや墓に供える花として
利用されます。葉や茎からはカレーのようなスパイシーな香りがし
ますが、カレー粉やカレールーの原料としては使用されません。苦

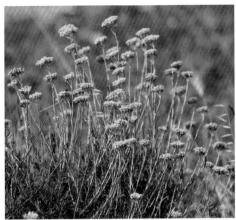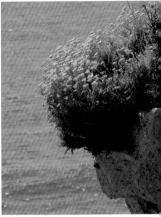

【左】30〜60cmほどの高さまで育ち、成長すると茎が木質化する　【右】乾いた丘や岩場、崖などで見られる

学名	*Helichrysum italicum*
別名	イモーテル、エバーラスティング
分類	キク科
原産地	南ヨーロッパ
使用部位	花、茎、葉
主な働き	血行促進作用、消臭作用、防虫作用、抗炎症作用、食欲増進作用、疲労回復作用、抗うつ作用など

味が強く、食べると胃に不調をきたすことがあるため食用には適しませんが、スープやシチュー、ピクルスなどの香り付けや、肉料理や魚料理の臭み消しに利用することができます。煮込みすぎると苦みが出てくるので、香りが付いたら取り出しましょう。花を乾燥させると、ハーブティーとして利用できます。また、他のハーブと混ぜてポプリとしても使用されます。

　ハーブティーには、血流を改善する働きがあるとされているため、血流の滞りが原因の頭痛や、神経痛にも有効とされています。また、カレープラントには消臭作用があるので、ポプリやドライフラワーを靴箱やトイレに置いておくのも良いでしょう。リースにして飾れば部屋が華やかになり、防虫作用も期待できて一石二鳥です。

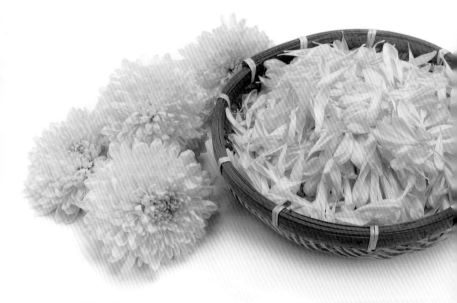

料理の飾りに使われるほか、
おひたしや和え物、天ぷらなどにも活用できる

甘く優しい香りで目の疲れを癒やすキク

　キクは中国原産の植物です。奈良時代に日本に渡来した後、品種
改良により観賞用と味や香りの良い食用に分けられ、さらに品種改
良が繰り返されてきました。漢名の菊の音読みから、日本ではキク
と呼ばれるようになったといわれています。古くから日本では仏花
や供花として使用されてきました。旧暦の9月9日は重陽の節句で、
平安時代には菊の酒を飲み、宮中行事として長寿を願う宴が行われ
ていたそうです。食用の菊の花の部分を乾燥させたものを菊花と呼
び、中国では2000年以上も前から生薬として使われています。菊花
茶は煎じて飲むのが一般的で、優しい匂いと苦味があります。飲み

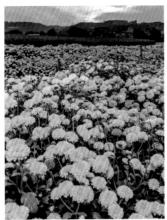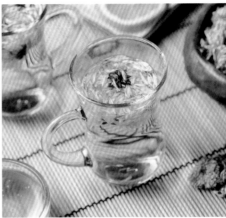

【左】さまざまな色の花が咲く台湾のキク畑 【右】さっぱりとした苦味の中にほのかに香りが立ち上る菊花茶

にくい場合は、蜂蜜や砂糖で甘味を付けたり、緑茶やプーアル茶などとブレンドするのがおすすめです。

　菊花茶には、目の健康に良いとされるビタミンB1、ビタミンE、ビタミンA、クサンテノンが豊富に含まれています。中国では、目の疲れが解消されるお茶として、よく飲まれているそう

学名	*Chrysanthemum morifolium*
別名	オオグルマ、エレカンペーン、ワイルドサンフラワー
分類	キク科
原産地	中国
使用部位	花
主な働き	目のトラブルの改善、解熱作用、鎮痛作用、解毒作用、鎮静作用、抗菌作用、血圧降下作用など

です。体の余分な熱を外に出してくれる働きがあるため、悪寒、発熱、頭痛といった症状に対しても効果的です。解毒の働きもあるとされているので、吹き出物があるときに飲むのがおすすめです。鎮静作用もあるといわれており、気分をリラックスさせてくれます。長時間のパソコン作業をする人にピッタリのハーブです。ただし、キク科のアレルギーがある場合は、使用に注意が必要です。

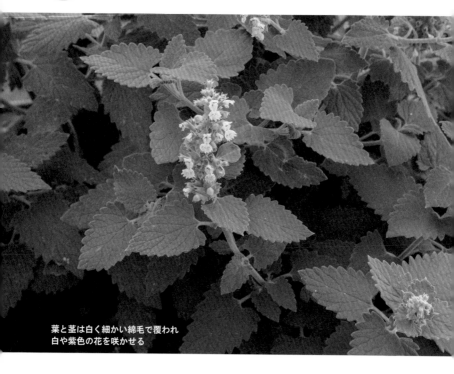

葉と茎は白く細かい綿毛で覆われ
白や紫色の花を咲かせる

ネコが喜ぶ爽やかな香りのキャットニップ

　西アジアやヨーロッパが原産のキャットニップ。シソ科の植物で、ハッカのような爽やかな香りがします。ネコはハッカのような香りのある草を好むため、近づいてかむことがあります。そのため、英名のcatnipには、ネコ(cat)がかむ(nip)草という意味があります。ちなみに和名はイヌハッカで、通常のハッカよりも質が劣るため、本物より質が下がることを意味する犬を接頭語として付けられたそうです。葉にはネコを興奮させるネペタラクトンという物質が含まれており、布袋に詰めてネコのおもちゃにすることができます。食用としては、サラダに入れたり、肉料理の香り付けに用いたり、ハー

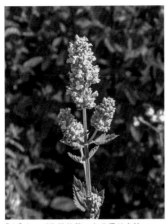 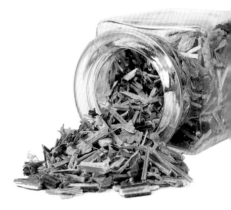

【左】ネコが陶酔状態になる香りを放つハーブ　【右】ハーブティーやポプリに利用できる乾燥させたキャットニップ

ブティーにするといった利用方法がメジャーです。カフェインを含まないため、就寝前でも安心して飲むことができます。

　葉には、解熱作用のあるとされるビタミンCが含まれているため、風邪の症状があるときにハーブティーにして飲むとよいでしょう。消化を促進する成分も含まれており、食欲がない場合にもおすすめです。また、精神を安定させる働きがあるといわれており、神経の緊張をほぐして眠りにつきやすくしてくれます。そのほか、腸内にたまったガスの排出や、消化器系の不調の改善などが期待できます。大量に摂取すると鎮静作用が強まる可能性があるため、高齢者、子ども、妊娠中の方は避けたほうがよいでしょう。ゴキブリ、カ、ネズミの忌避剤としても有効です。

学名	*Nepeta cataria*
別名	イヌハッカ、チクマハッカ、キャットミントなど
分類	シソ科
原産地	西アジア、ヨーロッパ
使用部位	花、葉、茎
主な働き	解熱作用、消化促進作用、鎮静作用、安眠作用、駆風作用、消化器系の不調改善、駆虫作用など

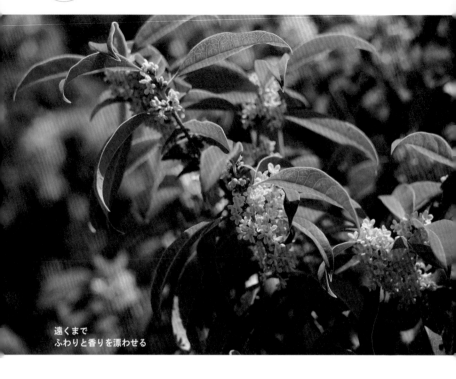

遠くまで
ふわりと香りを漂わせる

秋の訪れを告げる、甘く芳しい香りのキンモクセイ

　キンモクセイは、モクセイ科の植物です。ギンモクセイの変種で、中国が原産です。白い花を咲かせるギンモクセイに対し、だいだい色の花を咲かせます。だいだい色を金色に見立てたことがキンモクセイ（金木犀）の由来となっているといわれています。また、樹皮がサイ（犀）の皮膚に似ているため、犀という漢字が入っています。学名のOsmanthusは、ギリシャ語のosme（香り）とanthos（花）が由来となっています。甘い香りを放ち、ジンチョウゲ、クチナシと並んで、日本の三大芳香木の一つとなっています。生の花は砂糖漬けやシロップ漬けにしたり、リキュールにして利用することができます。

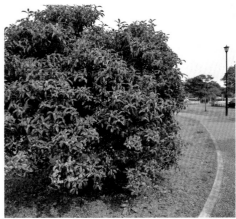
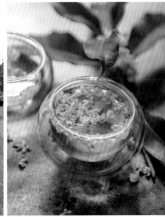

【左】キンモクセイの木。公園樹や街路樹としても人気が高い 【右】すっきりとした優しい味わいのキンモクセイのハーブティー

　乾燥させた花は、煮出してハーブティーとして飲むことができます。好みで緑茶や烏龍茶などにブレンドするのもおすすめです。香りの強さから、かつては消臭剤としてよく使用されていました。現在は、ドライフラワーやハーバリウムなどの材料としても利用されます。

　キンモクセイの香りは精神を落ち着かせ、気分をリラックスさせます。そのため、不眠の改善に良いとされています。また、香りを嗅ぐことで食欲増進物質が抑えられるとされており、ダイエットにもおすすめです。また、胃腸を整える作用があるといわれており、胃潰瘍などの改善にも効果が期待できます。そのほか、血行を良くする効果もあるので、冷えの改善や、血流が悪くなることから生じる生理痛の緩和などの改善に役立ちます。

学名	*Osmanthus fragrans*
別名	ケイカ、タンカなど
分類	モクセイ科
原産地	中国
使用部位	花
主な働き	鎮静作用、安眠作用、食欲抑制作用、消化器系の不調改善、血行促進作用、抗酸化作用、疲労回復作用など

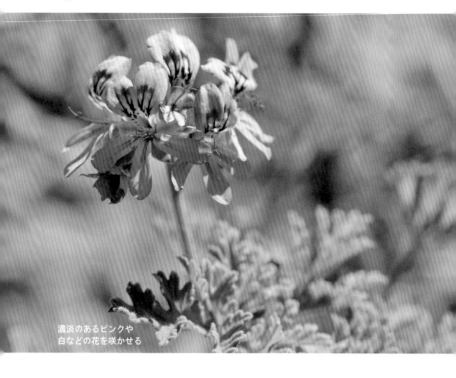

濃淡のあるピンクや
白などの花を咲かせる

かわいらしい花と豊かな香りのセンテッドゼラニウム

　ゼラニウムはフウロソウ科の植物であり、園芸品種も含めると世界中に200種類以上の品種があるといわれています。そのうちのセンテッドゼラニウムは、芳香のあるゼラニウムの総称で、ニオイゼラニウムとも呼ばれます。花や葉の大きさは一般的なゼラニウムよりも小さいです。センテッドゼラニウムには、バラの香りがする定番品種のローズ・ゼラニウム、甘いリンゴの香りがするアップル・ゼラニウム、スパイシーな香りがするシナモン・ゼラニウム、爽やかな香りが特徴のミント・ゼラニウムなど、さまざまな香りの品種が存在します。葉は砂糖漬けや、ケーキやジャムの香り付けに、花

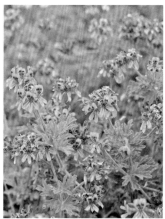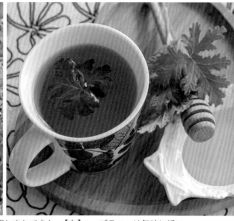

【左】ヨーロッパでは古くから香料として親しまれてきた　【右】ハーブティーは無味に近いので、蜂蜜を混ぜたり、他のハーブや紅茶と合わせるとおいしくいただける

はサラダやドリンクの飾りに利用することができます。ドライフラワー、押し花、入浴剤やポプリにするのも良いでしょう。ハーブティーに用いるのは主に葉の部分です。香りが強いので他のハーブとブレンドするのがおすすめです。

　甘くフレッシュな香りで、女性ホルモンのバランスを整える作用があるとされます。そのため、血の巡りが安定し、冷え性やむくみの解消につながります。リラックス効果もあるといわれており、ノンカフェインであるハーブティーを飲むことで、安らかに眠ることができます。利尿作用も期待できるため、デトックスにも効果的です。抗菌作用にも優れているので、ニキビや湿疹など皮膚の炎症を抑えてくれるとされています。

学名	*Pelargonium graveolens*
別名	ニオイゼラニウムなど
分類	フウロソウ科
原産地	南アフリカ
使用部位	葉、花
主な働き	女性ホルモン調整作用、血行促進作用、安眠作用、利尿作用、抗菌作用、皮膚トラブルの改善、鎮静作用など

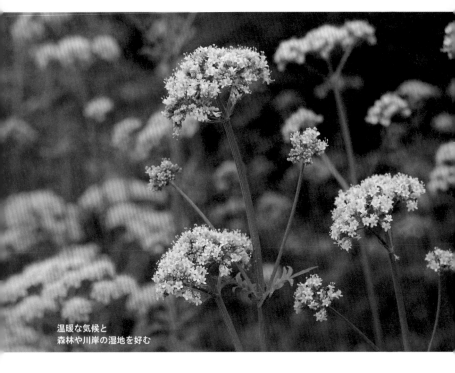

温暖な気候と
森林や川岸の湿地を好む

神経の高ぶりや不眠に効果的なバレリアン

　バレリアンはヨーロッパ原産の植物で、ギリシャ語で「健康になる」を意味するvalereが名前の由来です。根には神経の高ぶりを鎮める作用があるため、何世紀にもわたり、天然の精神安定剤として、不眠症や神経症の治療に用いられてきました。また、ネコとネズミが根の香りを好むことから、かつてはネズミ捕りの餌としても使用されていました。日本には江戸時代に蘭方薬としてオランダから渡来したとされています。現在は、海外の一部の国で医療用のハーブとして承認を受けており、サプリメントやハーブティーとして摂取するのが一般的です。根を乾燥させると独特の強い匂いを発し、苦味

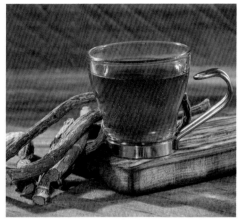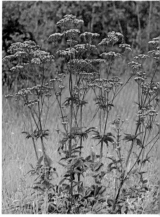

【左】鎮静効果のある他のハーブとブレンドすると、相乗効果が期待できる　【右】1m以上の高さに成長し、夏に白やピンクの花を咲かせる

学名	*Valeriana officinalis*
別名	セイヨウカノコソウ、ケッソウ、キッソウ
分類	スイカズラ科（旧オミナエシ科）
原産地	ヨーロッパ
使用部位	根
主な働き	鎮静作用、抗不安作用、抗うつ作用、安眠作用、鎮痛作用、利尿作用など

のある草のような味がします。そのため、ハーブティーは、他のハーブとブレンドすると飲みやすくなります。

　中枢神経に対する鎮静作用があるとされ、ストレスを感じているときに使用することで、心身がリラックスします。また、不安症やうつ病の改善にも効果が期待できます。睡眠の質を高めるので、眠りの浅い方や睡眠障害の方にもおすすめですが、車の運転の前には摂取しないように注意しましょう。そのほか、鎮痛作用があるといわれており、生理痛や頭痛の緩和にも効果的です。過剰に摂取すると、頭痛や胃のむかつきなどの副作用を引き起こすため、使用量には注意が必要です。睡眠薬や抗うつ薬との併用を避け、妊娠中の方、授乳中の方、子どもは使用を控えましょう。

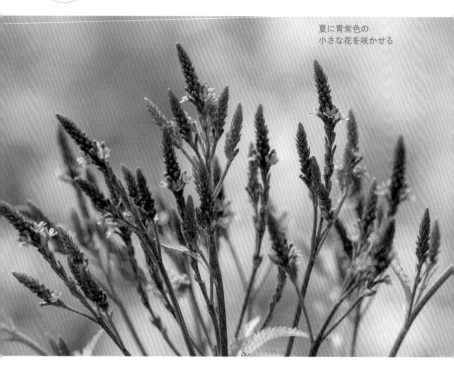

夏に青紫色の
小さな花を咲かせる

気持ちを穏やかにする聖なるハーブ、ブルーバーベイン

　バーベインは、北アメリカ原産のクマツヅラ科の植物です。数多くの品種があり、そのうちのブルーバーベインは、1mほどの高さに成長し、耐寒性がある品種です。古くは「神の恵みのハーブ」と呼ばれ、神聖なハーブとして神事でささげられてきました。そのため、ヨーロッパの古い文献には、呪術や宗教に結びつく内容が多く書かれています。日本でも古くから用いられており、平安時代中期に作られた辞書『和名抄』に「久末都々良」として登場しています。

　葉は、若葉のうちに収穫します。ハーブティーに使う際は、日陰で乾燥させてから使用します。ハーブティーは少し苦みがあり、干

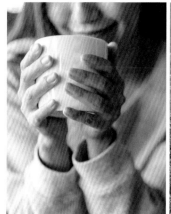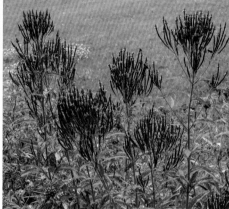

【左】ブルーバーベインのハーブティーは気持ちの安定につながる　【右】燭台を連想させるように花穂が何本も集まって咲く

し草のような香りがします。蜂蜜などで甘味を加えたり、ブレンドティーにすると飲みやすくなります。歯肉炎に効果があるとされているので、うがい薬として使うこともできます。

　鎮静作用があるとされるハーブで、精神的な疲労を和らげ、不安やイライラを鎮めます。ストレスに対する抵抗力を上げる効

学名	*Verbena hastata*
別名	クマツヅラ、バーベナ・ハスタータなど
分類	クマツヅラ科
原産地	北アメリカ
使用部位	葉、茎
主な働き	口腔トラブルの改善、鎮静作用、安眠作用、抗炎症作用、呼吸器系の不調改善、消化促進作用など

果も期待できます。ハーブティーとして摂取するのがおすすめです。質の良い睡眠に導いてくれるため、不眠症の改善にも役立ちます。また、抗炎症作用もあるといわれており、風邪や気管支炎などの呼吸器系の不調にも有効です。過食したときには消化をサポートする働きがあるとされています。なお、大量に摂取するとまひが起きる可能性があるため、妊娠中の方や高血圧の方は使用を避けてください。

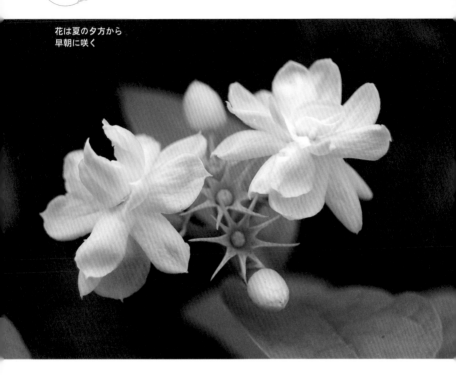

花は夏の夕方から
早朝に咲く

甘く上品な香りを放つマツリカ

　マツリカは香料用植物であるジャスミンの一種で、原産地は熱帯
アジアです。花は純白で、仏陀の歯の白さの例えに使用されていま
す。マツリカという名前は、漢名の茉莉花を日本語読みしたもので
す。フィリピンではサンパギータと呼ばれ、インドネシアと同様、国
花として親しまれています。クチナシに似た強い香りを発し、お茶
として使うのが一般的です。明け方が一番香りが強くなるため、収
穫は早朝に行われます。開花直前の膨らんだ蕾を摘み取り、風通し
の良い日陰で乾燥させてから使用します。

　ジャスミンティーはマツリカの花を煮出して作るものではなく、

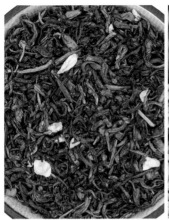 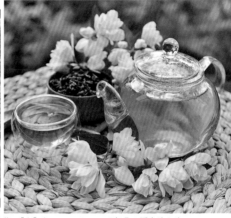

【左】マツリカの花の香りを移した緑茶の茶葉　【右】ジャスミンティーは気分の浮き沈みやイライラを鎮めてくれる

ベースとなる緑茶やウーロン茶の茶葉に花の香りを吸着させたものです。品質の落ちた茶葉を無駄にせず飲むために使われたのが始まりといわれています。沖縄でもさんぴん茶という名前で親しまれています。ジャスミンティーには、鎮静作用や抗不安作用があるリナロールという成分が含まれており、過呼吸やパニックに有効とされています。副交感神経を活発にする働きも期待でき、心を落ち着かせてくれます。また、心身のリラックス効果を促進するベンゼルアセテートという成分も含まれており、自律神経の緊張を和らげ、集中力の持続性を向上させるといわれています。そのため、勉強や仕事の休憩時間に飲むのがおすすめです。そのほか、ビタミンが含まれているため、肌荒れの改善に効果的です。

学名	*Jasminum sambac*
別名	サンバックジャスミン、アラビアンジャスミンなど
分類	モクセイ科
原産地	熱帯アジア
使用部位	花
主な働き	鎮静作用、抗不安作用、集中力の向上、肌荒れの改善、抗酸化作用、血圧降下作用、自律神経調整作用など

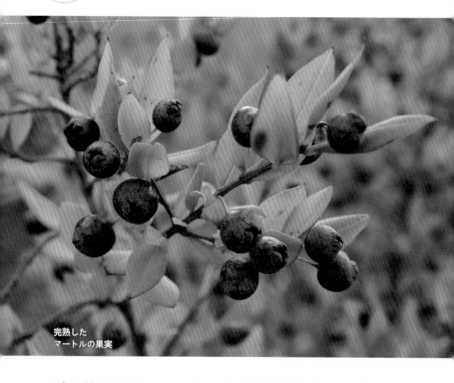

完熟した
マートルの果実

愛と美の女神アフロディテにささげられたマートル

　マートルは、地中海沿岸原産のフトモモ科の植物で、小さな白い花を咲かせます。明治時代に日本に渡来し、花が梅に似ていることから、和名ではギンバイカ（銀梅花）とも呼ばれています。神話や伝説にも多く登場しており、ヨーロッパでは神木としてあがめられてきました。古代ギリシャでは、マートルは愛と美の女神アフロディテの象徴とされ、儀式や祭りではマートルを用いてアフロディテをたたえていたそうです。現在は結婚式で花嫁のブーケやリースに使われています。冬場でも葉が密生するため、目隠しとしての生垣に使用することもできます。オリーブに似た小さな果実を付け、紫色

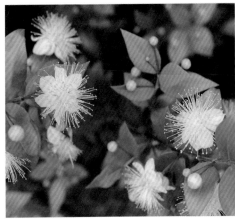 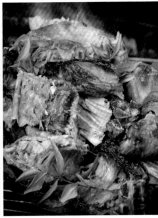

【左】実、花、葉に芳香がある　【右】ローストポークなどの肉料理の風味付けに用いられる

に色づいていき、黒青色に熟します。熟した果実は食べることができるため、ジャムやシロップ、リキュールなどに用いられます。光沢のある卵形の葉は、たたいたりもんだりすると清涼感のある強い芳香を放つため、肉料理の臭み消しに利用できます。ハーブティーにも使用でき、爽やかさが強く感じられる風味を楽しめます。

　鎮静作用が期待できるハーブなので、不安を軽減して気持ちを落ち着かせたいときや、やる気を出したいときに、ハーブティーにして飲むのがおすすめです。また、抗炎症作用や抗ウイルス作用もあるとされているため、喉の痛みや風邪、インフルエンザなどの感染症の予防にも有効です。そのほか、消毒作用が期待できるため、膀胱炎や尿道炎にも効果的です。

学名	*Myrtus communis*
別名	ギンバイカ、ギンコウバイ、ギンコウボク、イワイノキ
分類	フトモモ科
原産地	地中海沿岸
使用部位	葉、花、果実
主な働き	鎮静作用、抗炎症作用、抗ウイルス作用、消毒作用、泌尿器系のトラブル改善、抗菌作用、収れん作用など

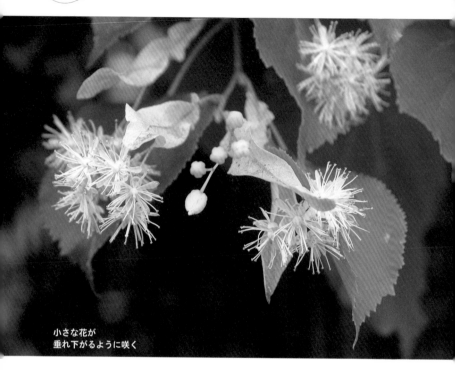

小さな花が
垂れ下がるように咲く

甘くフローラルな香りで安眠へと誘うリンデン

　リンデンは、フユボダイジュとナツボダイジュの自然交配種で、ク
リーム色の花を咲かせます。中世ヨーロッパでは、自由の象徴とさ
れていました。シューベルトの歌曲「リンデンバウム」としても有名
です。古くから植物療法に用いられてきた伝統的なハーブで、木、花、
蕾など、あらゆる部位を幅広い用途で使用できるため、「千の用途を
持つ木」と呼ばれています。ハーブとしては、花や葉を使用する「リ
ンデンフラワー」と、木部を使用する「リンデンウッド」の2種類に
分かれ、それぞれの効能や効果が異なります。ハーブティーは安全
性が高く、甘い香りと優しい味がします。とても飲みやすく、フラ

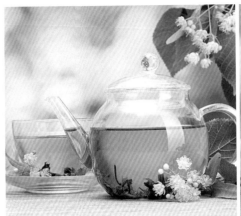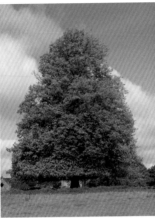

【左】心地良い眠りを誘うリンデンフラワーのハーブティー。不眠の改善にもおすすめ
【右】リンデンの木。成長すると15〜30mの高さまで達する

学名	*Tilia europaea*
別名	セイヨウシナノキ、セイヨウボダイジュ
分類	シナノキ科
原産地	ヨーロッパ
使用部位	花、葉、木部
主な働き	鎮静作用、安眠作用、鎮痛作用、発汗作用、血行促進作用、血圧降下作用、利尿作用、脂肪分解作用など

ンスでは、興奮しやすく落ち着きのない子どもに飲ませる習慣があります。ベビーティーやグッドナイトティーとも呼ばれており、心身の緊張を和らげ、質の高い睡眠をもたらします。

　リンデンフラワーは、高ぶった神経を鎮める働きがあるとされており、緊張、イライラ、ストレス、不安な気持ちを落ち着かせます。そのため、緊張性頭痛にも役立ちます。発汗作用や血行促進作用にも優れているといわれており、風邪のひき始めに服用すると治りを早めてくれるでしょう。熱が出て体が熱いときの水分補給としても利用できます。そのほか、血圧を降下させる作用が期待でき、動脈硬化の予防にも有効です。リンデンウッドは、利尿作用や脂肪分解作用があるとされているので、ダイエットに効果的です。

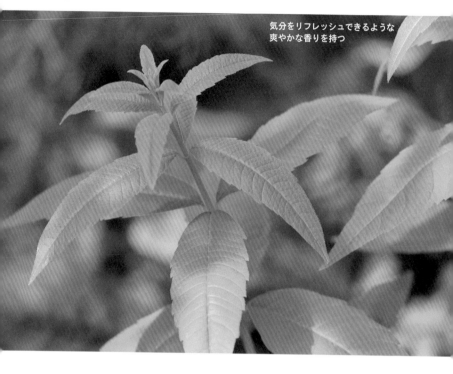

気分をリフレッシュできるような
爽やかな香りを持つ

強いレモンの香りが人気のレモンバーベナ

　レモンバーベナは、南アメリカ原産のクマツヅラ科の植物です。ライトグリーンの葉から強いレモンの香りを放ちます。アンデス地方では、古くからハーブティーや薬草として利用されてきました。18世紀にスペイン人の探検隊が南アメリカから持ち帰ったことをきっかけに、ヨーロッパ全土に広まっていったといわれています。利用されるのは主に葉で、魚や肉料理、ケーキ、ピクルス、サラダなどの料理、ビネガーやオイルの香り付けに使用できます。乾燥させた葉は強い香りが持続するため、せっけんやリースの材料にも向いています。フランスではベルベーヌという名前で親しまれており、食

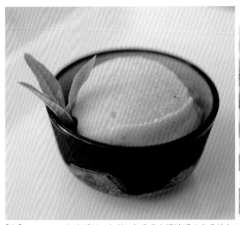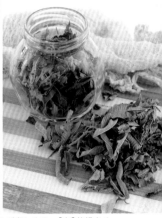

【左】シャーベットやゼリーなどに加えると清涼感のある味わいが楽しめる 【右】乾燥させたレモンバーベナの葉はポプリやハーブバスなどに活用できる

後のリラックスタイムにハーブティーとして飲むのが一般的です。

　レモンの名が付くハーブの中でも特にスッキリとした香りで、鼻詰まりや気管支炎など、呼吸器官の不調が気になるときにおすすめです。抗ウイルス作用も期待できるため、風邪の症状がある際にハーブティーにして飲むと良いでしょう。また、精神を安定させる働きが期待できるので、気分の落ち込みやうつ状態の改善にも有効です。さらに、鎮痛作用があるとされており、頭痛、生理痛、リウマチ、関節痛などにも効果が期待できます。胃の不調も改善するといわれており、胃痛、胃もたれ、二日酔いや乗り物酔いの解消にも役立ちます。そのほか、血行を良くして体を温める作用もあるとされるため、冷え性や貧血を改善します。

学名	*Aloysia citrodora*
別名	コウスイボク、ボウシュウボク、ベルベーヌ
分類	クマツヅラ科
原産地	南アメリカ
使用部位	葉
主な働き	呼吸器系の不調改善、抗ウイルス作用、鎮静作用、鎮痛作用、消化器系の不調改善、血行促進作用など

ハーブとスパイスの違いとは？

ハーブは、薬草や香草、香料植物のことで、香りのほかに、健康に有用な効果のある成分を含む植物が定義の一つといわれています。ただし、中には毒を持つものもあり、この定義が必ずしも当てはまるとは限りません。もともとヨーロッパでは伝承医療で使われてきた植物で、料理の香り付けや保存料、薬、香料、防虫などに利用されます。

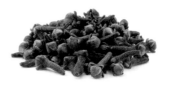

カレーに使われるクローブは花の蕾を使うが、スパイスに分類されることが多い

一方のスパイスは、芳香性や刺激性が強い植物由来の食品で、料理に香りや辛味を加えるものを指します。例えば、コショウ、ナツメグ、クミン、八角、アニスなどはスパイスの一部です。食材の臭みを消し、防腐や保存にも役に立つため、古くから珍重されてきました。スパイスというとインドなどが原産の乾燥したものというイメージがありますが、日本にもサンショウやミョウガなどのスパイスがあり、これらは生の状態でも使用されます。

日本では、ハーブとスパイスの違

ハーブとスパイスは、いずれも食べ物や飲み物のおいしさを引き立てる

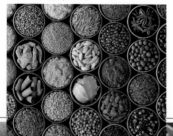

いについて厳密な定義はありません。どちらも料理に香りや風味を加え、臭い消しや保存などに役立つという点が同じであり、その違いを意識することが少ないためです。植物学的には、茎、葉、花を利用するものをハーブ、樹皮、種子、実、根などを使うものをスパイスと区分する説もありますが、実際に分類するのは困難です。その理由は、同じ植物でも国によって定義付けや使用方法が異なる場合があるからです。なお、ヨーロッパでは、自家栽培できるものをハーブ、できないものをスパイスと分類しているそうですが、日本には浸透していません。

ハーブとスパイスは共通点もあり、定義を細かく説明するのは難しいといえます。分類としての違いより、一つ一つの素材の特徴を理解することで、より健康的でおいしい料理を作れるようになるので、上手に活用していきましょう。

Chapter 2

皮膚トラブルを改善し、
美肌に導くハーブ

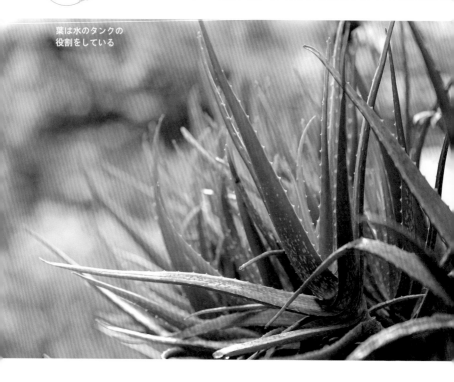

葉は水のタンクの
役割をしている

さまざまな皮膚症状の天然薬として定番のアロエベラ

　アロエはススキノキ科の多肉植物で、原産地は東南アフリカと考えられています。アロエには数多くの品種があり、そのうち薬用や食用とされているのは、ビタミンやミネラルを豊富に含み、大きく厚みがある葉が特徴のアロエベラという品種です。「ベラ」はラテン語で「真実」という意味があり、植物学者のリンネが「ベラこそ真実のアロエ」と発表して名付けたことに由来します。葉の透明なゼリー状の葉肉は、ぷるりとした食感で少し粘り気があり、サラダやヨーグルトなどに加えて食すことができます。葉汁はアロエドリンクとして飲用できます。また、美容効果もあるとされ、古代エジプト

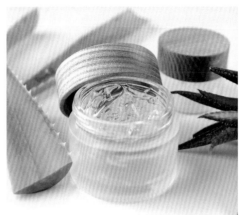
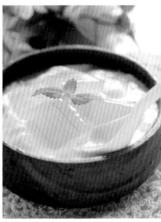

【左】肌の悩みにアプローチすることから、スキンケア用品に用いられる　【右】便秘におすすめのアロエヨーグルト

学名	*Aloe vera*
別名	シンロカイなど
分類	ススキノキ科
原産地	東南アフリカ
使用部位	葉
主な働き	保湿作用、肌荒れの改善、健胃作用、緩下作用、血糖値上昇の抑制など

の女王クレオパトラは、アロエベラを肌に塗り、美貌を保っていたといわれています。

アロエベラには天然の美容成分が含まれており、高い保湿作用があるとされています。そのため、ニキビなどの肌荒れを改善する効果が期待できます。また、胃液の分泌を促し、消化の働きを活発にするため、消化不良や胃もたれを予防する働きがあるといわれています。強い緩下作用もあるとされ、便秘解消に効果的とされていますが、過剰摂取は下痢や胃けいれんを起こすことがあるので注意しましょう。このほか、血糖値の上昇を抑える作用も期待でき、糖尿病の症状緩和にも有効です。なお、子宮を収縮する作用があるとされているため、生理中や妊娠中の使用は避けたほうがよいでしょう。

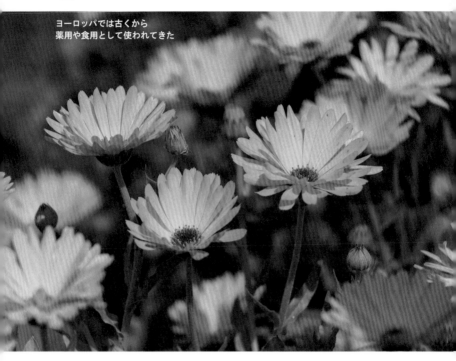

ヨーロッパでは古くから
薬用や食用として使われてきた

皮膚組織を再生するのに役立つ**カレンデュラ**

　春から夏にかけて、鮮やかなオレンジ色の花を咲かせるカレンデュラ。園芸用のマリーゴールドと似ていますが、異なる植物です。花びらはサフラン（P.176）の代用として、チーズやバターの色付けにも使用されてきました。そのため、「貧乏人のサフラン」や「エジプトサフラン」と呼ばれることもあります。干した花びらをジャムに混ぜて、煮込み料理やパン生地に加えたり、花びらを漬け込んだオイルで料理をしたり、サラダや和え物にするなどして活用されます。薬用としても優秀で、カレンデュラの軟膏は幅広い皮膚のトラブルの治療薬になると考えられています。

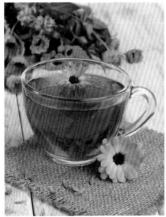
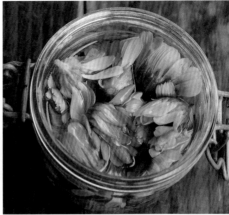

【左】若草のような香りのハーブティー　【右】キャリアオイルにカレンデュラを漬け込んだカレンデュラオイル。マッサージやボディケアに活用できる

　肌のケアや美容に良い成分を含むため、注目されているハーブです。傷ついた粘膜、血管、皮膚を修復し、保護するため、「皮膚のガードマン」とも呼ばれています。そのため、ハーブティーとして飲むことで、体の内側の粘膜や胃の炎症を抑えてくれます。抗菌・抗ウイルス作用や免疫系を活性化させる働きもあり、風邪やインフルエンザの予防に役立ちます。また、目の働きを助けるルテインという成分を含むため、白内障を予防し、紫外線やブルーライトによるダメージから目を守ります。目のかすみや疲れ、乾きが気になる人にもおすすめです。そのほか、ホルモンバランスを整えるため、生理痛、生理不順、更年期障害の緩和にも効果があるといわれています。なお、妊娠中の方は使用を避けてください。

学名	*Calendula officinalis*
別名	トウキンセンカなど
分類	キク科
原産地	地中海沿岸、北アメリカ
使用部位	葉、花
主な働き	創傷治癒作用、抗菌作用、抗ウイルス作用、免疫力向上作用、目のトラブルの改善、女性ホルモン調整作用、粘膜の保護など

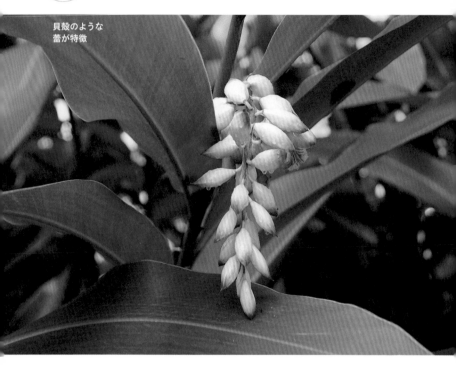

貝殻のような
蕾が特徴

ポリフェノールが豊富な甘く芳しいゲットウ

　ゲットウはショウガ科の植物で、垂れ下がった白い花を咲かせます。原産地は東南アジアやインド南部で、日本では九州や沖縄など暖かい地域で生育します。葉や茎からは甘くスパイシーな独特の香りがし、古くから薬草として親しまれてきました。沖縄ではサンニンと呼ばれており、ムーチーという餅を包むために用いられます。また、葉には、殺菌・消毒・消臭作用があるため、消臭剤や防虫剤としても重宝されています。昔から台所に葉を置くとゴキブリが居なくなるといわれており、香り袋を作ってタンスの中に入れると、防虫剤代わりになります。種子は、カレーの香辛料、ウスターソース、

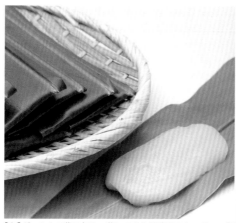 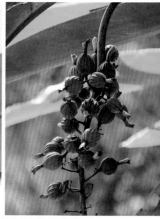

【左】ゲットウの葉で包み、蒸して作る餅菓子のムーチー 【右】朱色に色づいたゲットウの果実

健胃剤としても使用されます。葉や種子から作られる月桃茶にはリラックス効果があり、ストレスによる心身の緊張を和らげます。穏やかな気持ちへと導いて脳を活性化させるため、集中力や記憶力を高めたいときにもおすすめです。ミルクを足したり、蜂蜜を垂らしてもおいしく飲むことができます。

　ゲットウには、赤ワインの約30倍のポリフェノールが含まれており、高い抗酸化作用があるとされています。アンチエイジングが期待でき、美容業界から注目されているハーブです。カルシウム、マグネシウム、鉄分など、女性が不足しがちなミネラル類も含まれています。また、女性ホルモンを整える働きもあるため、生理痛や更年期障害などの症状緩和も期待できます。

学名	*Alpinia zerumbet*
別名	サンニン、サニン
分類	ショウガ科
原産地	東南アジア、インド南部
使用部位	葉、種子、茎、花
主な働き	殺菌作用、消毒作用、消臭作用、集中力の向上、記憶力の向上、抗酸化作用、女性ホルモン調整作用など

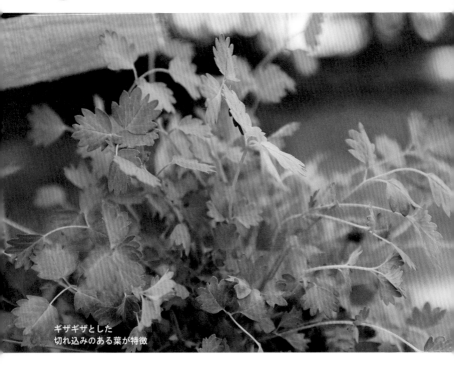

ギザギザとした
切れ込みのある葉が特徴

「ベジタリアンのハーブ」とも呼ばれるサラダバーネット

　バラ科の植物であるサラダバーネットは、古くからヨーロッパではハーブガーデンのハーブとして親しまれてきました。初夏に赤やピンクの花を多数咲かせるため、ドライフラワーや生け花など鑑賞用としても利用されています。若葉が食用ハーブとして利用でき、「ベジタリアンのハーブ」とも呼ばれます。寒さに強いため、冬でも葉が残っており、冬季のサラダの材料として栽培されます。葉はキュウリの香りがし、サラダ、スープなどの風味付けに利用されてきました。刻んでバターやクリームチーズに混ぜたり、お酢に漬けてハーブビネガーにすることもできます。煎じてハーブティーとして

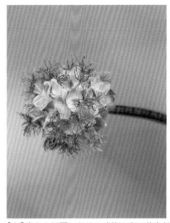 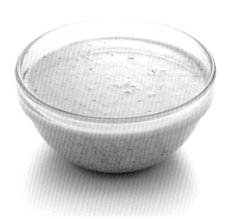

【左】春から初夏にかけて球状の赤い花を付ける 【右】サラダーバーネットなど7種のハーブを使ったソース「グリューネゾーセ」。ドイツのフランクフルトでは春の名物とされている

飲むのもおすすめです。止血作用があるため、昔は傷薬として利用されていました。

葉にはビタミンAが含まれており、内臓、眼球、口腔内などの粘膜のバリア機能を保持する効果があります。また、ストレスやウイルスなどへの抵抗力を強めるため、免疫力アップにも有効です。コラーゲンを生成す

学名	*Sanguisorba minor*
別名	オランダワレモコウ、ガーデンバーネット
分類	バラ科
原産地	ヨーロッパ、アジア、北アフリカ
使用部位	葉、花、根
主な働き	粘膜の保護、免疫力向上作用、美肌効果、抗酸化作用、収れん作用、老化の防止、止血作用、利尿作用など

るのに必要な成分であるビタミンCも豊富に含まれているため、美肌につながります。抗酸化作用や収れん作用があるタンニンも含まれており、肌を若く美しく保つアンチエイジング効果が期待できます。また、細胞の老化を防ぐため、生活習慣病の予防や緩和にも役立ちます。このほか、利尿作用があり、デトックスやむくみの改善も期待できます。

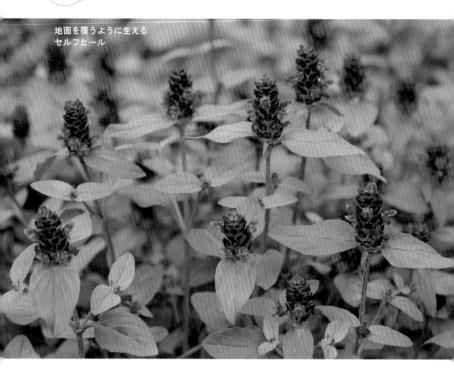

地面を覆うように生える
セルフヒール

自然治癒力を高めるとされるセルフヒール

　初夏に紫色の花を咲かせるセルフヒール。シソ科の植物で、原産はユーラシア大陸です。全草に細毛が生え、香りはありません。セルフヒールとは「自然治癒」「自ら癒やす」という意味で、けがをしたときにこのハーブを用いて自分で治療できることに由来します。古くから漢方薬として使用され、万病に効くことから「医者倒し」といわれています。ヨーロッパでは、切り傷の止血薬として使用されてきました。繁殖力が旺盛で、茎が地面によく広がるため、グランドカバーとしても用いられます。花びらは食用にもなり、軽くゆでて酢の物にしたり、天ぷらにしたりできます。若葉は癖が少ないた

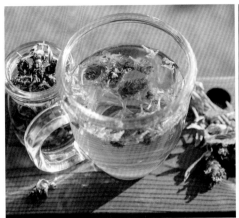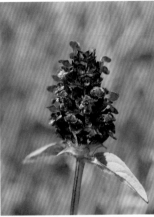

【左】セルフヒールのハーブティー。中国では夏バテ予防として広く取り入れられている
【右】小さな花を円錐状に咲かせる

め、サラダに入れて食べると良いでしょう。また、乾燥させればほのかな苦味が感じられるハーブティーとして楽しめます。ドクダミ（P.62）やハトムギ茶などとブレンドするのもおすすめです。

　ハーブティーには抗炎症作用があるとされており、喉のイガイガ感や痛みの軽減に有効です。また、抗菌作用や抗ウイルス作用もあるといわれているため、扁桃炎、口内炎にも効果があります。うがい薬としても使用でき、風邪やインフルエンザなどの感染症予防におすすめです。余分な塩分や尿の排出を促す働きもあり、残尿感や排尿の不快感があるときや、むくみの予防にも用いられます。血圧を下げる作用もあるので、高血圧や血栓、動脈硬化を予防します。なお、妊娠中の方は使用を避けてください。

学名	*Prunella vulgaris*
別名	セイヨウウツボグサ、プルネラ・ブルガリス、コモン・セルフヒール
分類	シソ科
原産地	ユーラシア大陸
使用部位	葉、花、茎
主な働き	止血作用、創傷治癒作用、抗炎症作用、抗菌作用、抗ウイルス作用、利尿作用、血圧降下作用など

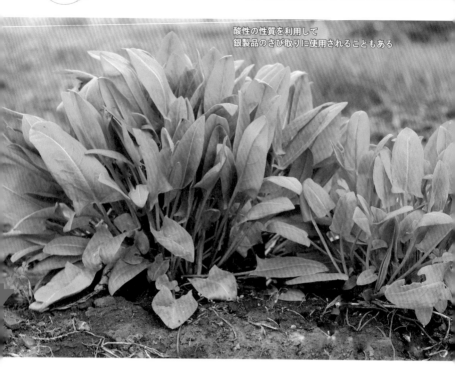

酸性の性質を利用して
銀製品のさび取りに使用されることもある

皮膚病の治療薬として使われてきたソレル

　ソレルはヨーロッパやアジアが原産地のタデ科の植物です。寒さ
に強く丈夫で、どこでも育ちます。ヨーロッパでは古くから薬草と
して利用され、葉の絞り汁や根を煎じたものは皮膚病の治療薬とし
て使われてきました。茎や葉を口に入れてかむと酸っぱいため、ス
イバ（酸い葉）という和名が付けられました。若葉は夏にかけて酸味
が強くなっていきます。独特の酸味を生かして、サラダ、肉料理、魚
料理の付け合わせや、ピューレ状にしてソースやスープなどに使わ
れます。特にフランス料理で用いられますが、煮びたし、煮物、お
ひたし、和え物、三杯酢などの日本料理にしてもおいしくいただけ

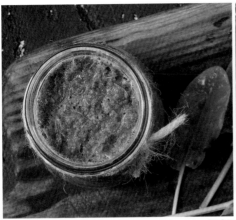 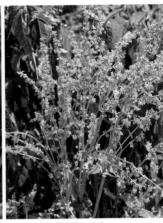

【左】爽やかな酸味で食欲をそそるソレルのペースト　【右】初夏に淡緑色の花を咲かせる

学名	***Rumex acetosa***
別名	スイバ
分類	タデ科
原産地	ヨーロッパ、アジア
使用部位	葉、花、根
主な働き	収れん作用、免疫力向上作用、肌荒れの改善、利尿作用、消化器系の不調改善、老化の防止など

ます。ゆでた葉をすりつぶして砂糖を加えれば、ジャムにすることもできます。なお、生葉にシュウ酸を多く含むため、大量に食べると下痢や嘔吐などを催す可能性があるほか、尿路結石の原因になるともいわれているので注意しましょう。

ソレルには、老化の原因である活性酸素を抑制するといわれるビタミンCや、体内の組織や血管を縮める収れん作用があるとされるタンニンが含まれています。ハーブティーとして飲用することで、免疫力を高め、肌荒れの改善が期待できます。利尿作用もあるとされ、不要な毒素、塩分、水分、脂肪を体外に排出し、腎臓機能を整えます。血中コレステロールの抑制、糖尿病の予防にも有効です。そのほか、腸の調子を整えるので、便秘や下痢にも効果的です。

25 INDIAN PENNYWORT -ツボクサ-

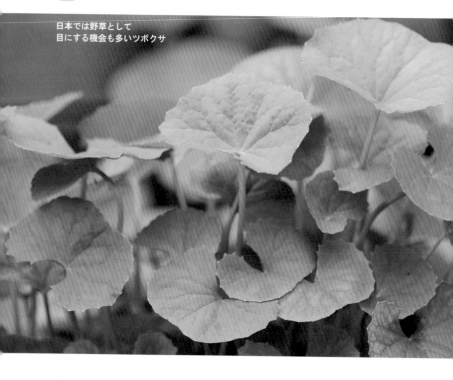

日本では野草として
目にする機会も多いツボクサ

若返りのハーブともいわれるツボクサ

　ツボクサは、東南アジア、マダガスカル、インド、インドネシア
などが原産地のセリ科の植物です。地面を這うように広がりながら
成長します。ツボクサという和名は、庭(坪)に生えることに由来し
ます。また、トラがけがを治す際に、ツボクサを体を擦り付けたと
いう逸話があることから、「タイガーハーブ」とも呼ばれています。
古くから世界中で薬草として珍重されてきた植物で、WHOが「21世
紀の驚異的薬草」として認めたことも話題となり、最も重要な若返
りのハーブといわれています。アーユルヴェーダ*ではハンセン病の
治療に用いられたり、神経系や脳を活性化する強壮剤として高齢者

*アーユルヴェーダ…インドやスリランカの伝統的な医学

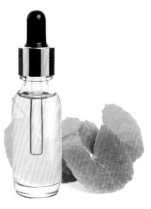 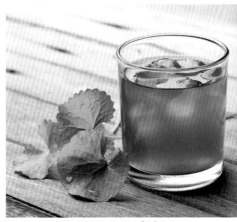

【左】近年ではツボクサ抽出エキスを配合したスキンケア用品が普及している　【右】タイでは定番のツボクサジュース

に処方されたりします。中国では「積雪草」と呼ばれており、解毒や止血薬として用いられます。薬用以外にも、鍋料理、サラダ、ジュース、お粥、カレー、生春巻き、炒め物、ハーブティーなど、食用としても使うことができます。

　末梢血管を拡張する作用により、血流を増加させるので、脚のむくみが気になる人や冷え性の人は、ハーブティーにして飲むのがおすすめです。また、抗炎症作用や利尿作用があるといわれているので、デトックスにも有効です。そのほか、ストレスや不安、うつを和らげ、不眠や睡眠の質の改善にも効果的とされています。さらに、自律神経を正常に作用させるともいわれており、記憶力や集中力を高めて老化の進行を防ぐ効果が期待できます。

学名	*Centella asiatica*
別名	タイガーハーブなど
分類	セリ科
原産地	東南アジア、マダガスカル、インド、インドネシアなど
使用部位	葉、茎
主な働き	血管拡張作用、抗炎症作用、利尿作用、抗不安作用、安眠作用、自律神経調整作用、記憶力の向上、集中力の向上など

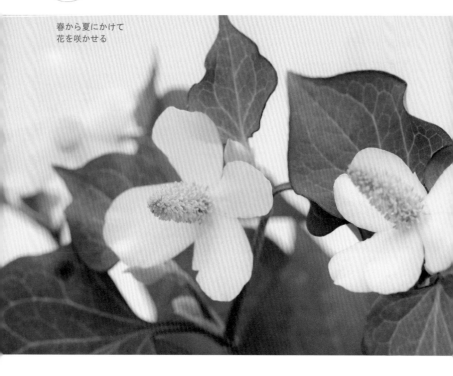

春から夏にかけて
花を咲かせる

民間薬として古くから親しまれている ドクダミ

　白い可憐な花を咲かせ、ハート形の葉を付けるドクダミ。湿った
陰地に生えており、日本では雑草として身近な存在です。全体に特
有の臭気があり、繁殖力が強く、地下茎を伸ばして増えていきます。
放置するとドクダミだらけになり、他の雑草が生えなくなります。古
くから民間薬として使用され、ゲンノショウコ、センブリと共に日
本の三大民間薬の一つとされています。乾燥させたドクダミは、さ
まざまな薬効がある生薬として、十薬と呼ばれています。干したり、
熱を加えると特有の臭気はなくなるので、山菜としても食されます。
日本では天ぷら、おひたし、みそ和え、ごま和え、酢の物、油炒め

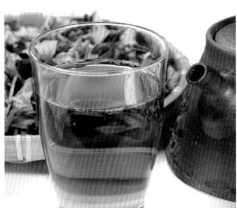
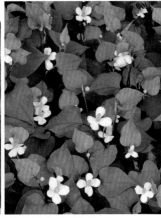

【左】草のような香りとほのかな甘味が感じられるドクダミ茶　【右】川や山、路地など、どこでも育つ丈夫な植物

学名	*Houttuynia cordata*
別名	ギョセイソウ、ジゴクソバなど
分類	ドクダミ科
原産地	東アジア、東南アジア
使用部位	花、葉、茎
主な働き	利尿作用、デトックス効果、脂肪吸収抑制作用、血行不良の改善など

などに利用されます。ハーブティーにすることもできますが、過剰摂取すると下痢や頻尿を起こしやすくなります。

葉や茎にはカリウムが豊富に含まれています。利尿作用があるとされ、体内の有毒物質や老廃物を体外に排出してくれます。腸の神経細胞を刺激して動きを活発にしてくれるため、デトックス効果が期待できます。そのほか、クエルシトリンという成分が含まれており、脂肪の吸収を抑制するといわれているため、ダイエットをするときにおすすめです。また、毛細血管を強化し、血液をサラサラにする作用があるとされるので、体の血流が良くなります。肩凝りの解消、冷え性の改善、生理痛の解消にも有効です。子宮収縮作用があるといわれているので、妊娠中の使用は避けましょう。

63

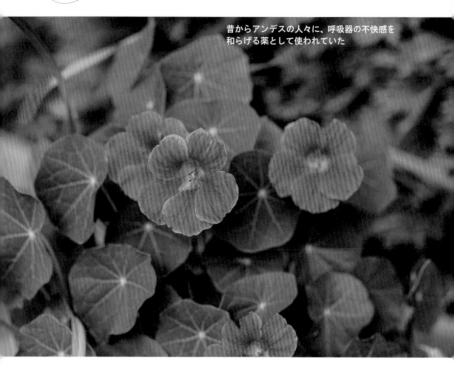

昔からアンデスの人々に、呼吸器の不快感を
和らげる薬として使われていた

爽やかな辛味がアクセントにもなる**ナスタチウム**

　ナスタチウムは、南米原産のノウゼンハレン科の植物です。100種類以上の品種が存在し、初夏から秋にかけて花が咲きます。花の色はオレンジ、黄、赤、ピンク色など鮮やかな暖色が中心で、観賞用や食用として栽培されます。葉は丸い形でハスに似ているため、キンレンカ（金蓮花）という別名が付いています。クレソン（P.126）に似た風味があるため、インディアンクレスと呼ばれることもあります。ペルーで発見されてからイギリスに持ち込まれ、日本には江戸時代に伝わりました。食用の場合、花、葉、果実が利用されます。花や若葉は、肉料理の付け合わせにするほか、サンドイッチに挟めば

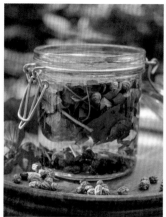
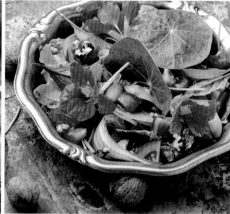

【左】ナスタチウムのハーブチンキは、ビタミンCを効率良く取り入れられる　【右】ナスタチウムの花と葉を使ったサラダ

ピリッとした辛味がアクセントになります。果実はピクルスにして食べることができます。

葉にはビタミンCや鉄分などの成分が多く含まれています。ビタミンCは、メラニン色素の生成を抑制し、日焼けを防止したり、コラーゲンの生成を助けて肌のハリを保つとされています。抗菌作用もあるといわれて

学名	*Tropaeolum majus*
別名	キンレンカ、ノウゼンハレン、ペルークレソン
分類	ノウゼンハレン科
原産地	南米
使用部位	花、葉、茎、蕾、果実
主な働き	抗菌作用、免疫力向上、呼吸器系の不調改善、抗酸化作用、利尿作用など

おり、寒い季節に風邪やインフルエンザの予防のためにハーブティーを飲むのがおすすめです。免疫力を高めたり、喉の痛みを抑えたり、気管支炎、肺炎、腎炎、膀胱炎など多くの炎症の改善にも用いられています。抗酸化作用もあるといわれており、細胞の酸化を防いで老化を予防してくれます。このほか、利尿作用もあるとされるので、むくみ解消も期待できます。

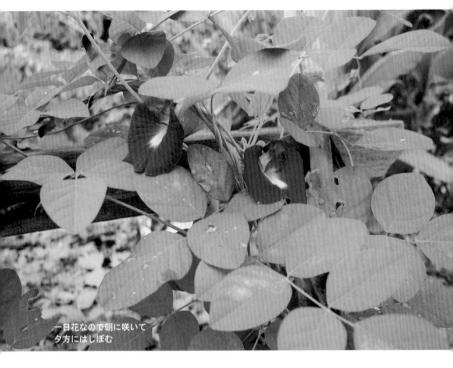

一日花なので朝に咲いて
夕方にはしぼむ

鮮やかな青い花が美しいバタフライピー

　鮮やかな青い花を咲かせるバタフライピーは、東南アジアが原産のマメ科の植物で、赤道付近の熱帯地域に自生します。大きく開いた花びらがチョウのように見えることから、バタフライピーと名付けられたそうです。東南アジアの国々では医療用として古くから使われていました。ハーブティーも鮮やかに青いことから人気が高く、日本でもSNSを中心に注目されています。生の花と乾燥させた花のどちらもハーブティーにすることができます。ポリフェノールの一種であるアルカリ性のアントシアニンという成分が豊富に含まれており、ハーブティーにレモンやライムを加えると紫やピンク色に変

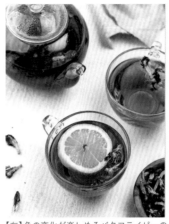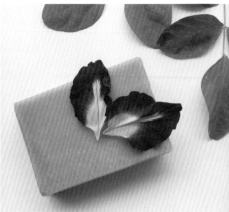

【左】色の変化が楽しめるバタフライピーのハーブティー　【右】手作りせっけんの色付けにもおすすめ

化します。味はほとんどなく、かすかに豆の香りがする程度です。ドライフルーツ、砂糖、蜂蜜などを加えて飲むのが一般的です。お菓子やカクテルなどの酒類の色付けにもよく使われています。

　バタフライピーに含まれるアントシアニンは、血行を促進して目の毛様体筋の緊張をほぐし、網膜のタンパク質の再合成を促進するとされており、眼精疲労の緩和が期待できます。抗酸化作用も強いといわれており、老眼や白内障を予防します。また、メラニンが生じるのを防いだり、肌のシワやたるみを抑制したりするので、エイジングケアや美肌にも有効です。血管を拡張する働きもあるとされており、動脈硬化や血栓症などの予防につながります。ただし、妊娠中と生理中の使用は避けましょう。

学名	*Clitoria ternatea*
別名	チョウマメ、クリトリア
分類	マメ科
原産地	東南アジア
使用部位	花
主な働き	血行促進作用、目のトラブルの改善、抗酸化作用、メラニン生成抑制作用、美肌効果、血管拡張作用、鎮痛作用、抗炎症作用など

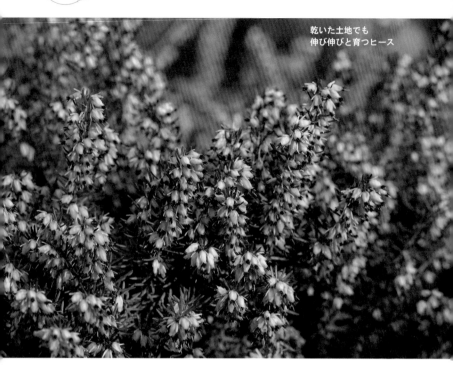

乾いた土地でも
伸び伸びと育つヒース

メラニン生成抑制に効果的なヒース

　秋にピンク色の小さな丸い花を咲かせるヒース。ヒースは英語名
で、一般的には学名のエリカという名前で呼ばれます。ヒースは、荒
野や荒地を意味し、植物が育ちにくい荒涼とした場所でも成長しま
す。ヒースが生えていると、荒地でも砂ぼこりが立ちにくくなりま
す。寒さにとても強く、種類によっては氷点下の気温にも耐えられ
るものもあるため、寒冷地のグランウンドカバーにも使われていま
す。ヨーロッパでは古くから利用され、荒地に住む人々にとって暮
らしに欠かせないハーブです。ノルウェーの荒地に美しく咲くため、
ノルウェーの国花になっています。品種改良も行われ、園芸種とし

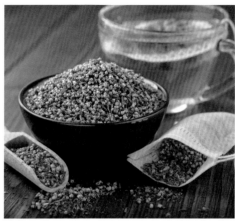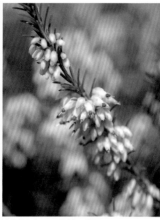

【左】ハーブティーとして使用する部分は、花が開く前の蕾　【右】花からは、染料に利用できる色素や良質な蜂蜜が採れる

ても人気があり、現在は1000種以上あるといわれます。ハーブティーは花の部分を使用します。味や香りはほとんどないため、他のハーブとブレンドしやすいというメリットがあります。化粧水や手作りのコスメ原料としても人気があります。

　ヒースには、メラニン生成抑制作用があるアルブチンという成分が含まれています。そのため、シミ、そばかす、色素沈着、ニキビ

学名	*Erica vulgaris*
別名	エリカ、ヘザー
分類	ツツジ科
原産地	南アフリカ
使用部位	花
主な働き	メラニン生成抑制作用、皮膚トラブルの改善、泌尿器系のトラブル改善、抗菌作用、利尿作用、収れん作用、抗酸化作用など

などの皮膚トラブルの改善が期待できます。ハーブティーにして飲んだり、濃いめに淹れたハーブティーを化粧水として使用したりするのがおすすめです。また、ミネラルが豊富で、泌尿器系のトラブル改善にも働きかけます。抗菌作用や利尿作用により、尿道炎や膀胱炎などの感染症を改善します。

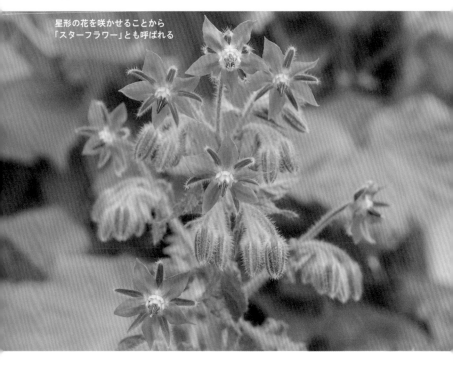

星形の花を咲かせることから
「スターフラワー」とも呼ばれる

「マドンナ・ブルー」の色を作ったボリジ

　ボリジはムラサキ科の植物で、星形の花を咲かせます。咲き始め
はピンク色ですが、徐々に涼しげな青色に変わります。葉や茎はチ
クチクとした剛毛に覆われているため、触るとまれにかぶれること
があります。古くから、気分を明るくして勇気を与えてくれる薬草
として考えられていたことから、中世の騎士は闘志を高めるために
よくハーブティーにして飲んでいたそうです。また、昔の画家が、花
びらから採れる汁を使って「マドンナ・ブルー」と呼ばれる色を作り、
聖母マリアの青い衣装を描いたといわれています。花はスープやサ
ラダに散らしたり、飲み物の飾りにしたり、砂糖漬けにしてデザー

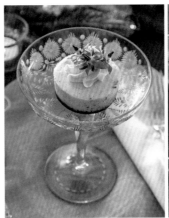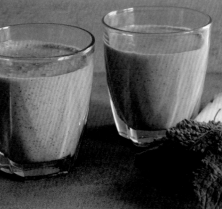

【左】ケーキに彩りを添えるボリジの花　【右】葉も食べられるため、スムージー、サラダ、天ぷらなどに利用できる

トに使用することができます。なお、ピロリジジンアルカロイドという肝毒性のある成分を含むため、大量に飲食することは避けましょう。

発汗作用や抗炎症作用があるとされており、ハーブティーとして摂取することで、風邪をひいたときに熱を下げて、頭痛の症状を和らげたり、喉の痛みを

学名	*Borago officinalis*
別名	ルリジサ、スターフラワー、ボラゴソウチャ
分類	ムラサキ科
原産地	ヨーロッパ、地中海沿岸
使用部位	花、葉、種子
主な働き	発汗作用、抗炎症作用、解熱作用、鎮痛作用、女性ホルモン調整作用、抗うつ作用、肌荒れの改善など

鎮めてくれます。また、女性ホルモンのバランスを調整する作用もあるといわれているので、更年期障害の改善にも役立ちます。さらに、アドレナリンの分泌を促す成分が含まれているとされ、憂鬱な気分や不安感の解消にも効果的です。種子から得られるオイルにはγ-リノレン酸が含まれており、肌荒れを改善する効果があります。なお、妊娠中の方は使用を避けてください。

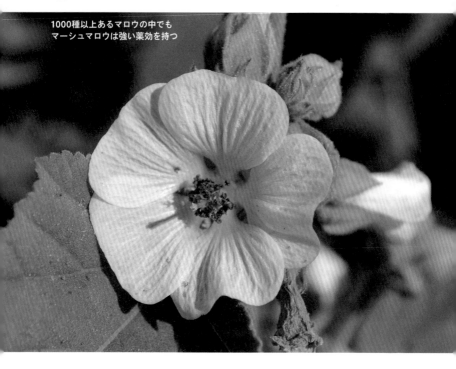

1000種以上あるマロウの中でも
マーシュマロウは強い薬効を持つ

やけどや虫刺されに用いられる**マーシュマロウ**

　マーシュマロウはアオイ科の植物で、原産はヨーロッパ、西アジア、北アフリカです。柔らかい毛に覆われた葉は、織り物のビロードのような肌触りです。marshは沼地、mallowは植物のアオイという意味で、湿った土を好むことが由来となっています。古くからヨーロッパの伝統医学では安全で用途が広いとされており、根は健胃薬やワインに混ぜて咳止めに使われました。花、葉、根の全てが利用でき、不要な部分がないため、イタリアの一部の地域では働き者で明るい女性のことを「マーシュマロウのような人」と呼びます。かつてお菓子のマシュマロの原料として使用されており、マーシュマ

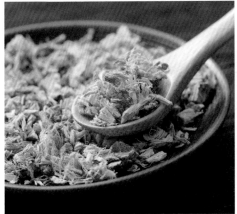 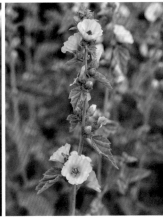

【左】粘液質が含まれているマーシュマロウの根　【右】1〜2mほどの草丈に育ち、淡いピンク色の花を咲かせる

学名	*Althaea officinalis*
別名	ウスベニタチアオイ、ビロードアオイなど
分類	アオイ科
原産地	ヨーロッパ、西アジア、北アフリカ
使用部位	根、花、葉、茎
主な働き	創傷治癒作用、粘膜の保護、抗炎症作用、去痰作用、鎮咳作用、利尿作用など

ロウの根から採れる粘りのある汁に、小麦粉、砂糖、香料などを混ぜて作られていました。喉の痛みやトラブルを和らげたり、胃腸を労わるためのお菓子だったそうです。

　根や葉をつぶして湿布として使用することで、軽いやけどや虫刺されの修復を早めます。根や葉に含まれる粘液質によって、潤いを与えて粘膜を守ります。また、抗炎症作用があることから、乾燥、肌荒れ、ニキビ、湿疹や皮膚炎を緩和します。去痰作用もあるとされており、ハーブティーにすることで咳の緩和などに役立ちます。ハーブティーをマウスウォッシュとして使用することで、口内炎を改善します。さらに、利尿作用もあるといわれており、膀胱炎による粘膜の炎症を抑え、結石の排出を助けます。

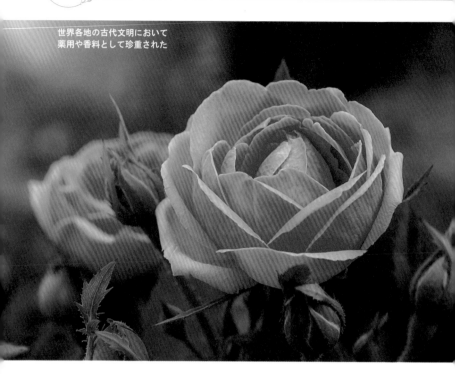

世界各地の古代文明において
薬用や香料として珍重された

肌のきめを整え、エイジングケアに役立つローズ

　ローズは中東原産の植物です。盛んに品種改良されているため、世界に2万種類以上あるといわれています。絶世の美女として知られるクレオパトラも、若返りのハーブとして使用していたといわれています。花は乾燥させても香りが残るため、ドライフラワーやポプリにして楽しんだり、手作りせっけんや手作り化粧水にしたりすることができます。食用のローズは焼き菓子の飾りにしたり、花びらをジャムやシロップにするのもおすすめです。ハーブティーは、ほんのりと薄いばら色でふんわりと甘い香りと癖のない味がします。レモンや蜂蜜を入れたり、ブレンドすると味にバリエーションを出

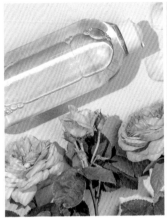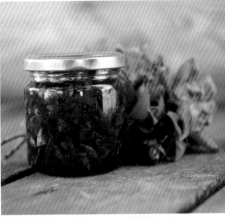

【左】高い薬効や香りの良さからスキンケア用品や化粧品などに使用される　【右】華やかな香りと花びらの柔らかな食感が楽しめるローズのジャム

すことができます。

　ローズの香りには、心をリラックスさせる鎮静作用があるとされるので、イライラや不安を和らげます。ハーブティーにして飲むと、ストレスによる不眠にも効果的です。抗炎症作用があるといわれており、濃いめに入れてうがいをすると、口内炎や喉の痛みにも効果が期待でき

学名	*Rosa damascena*
別名	バラ
分類	バラ科
原産地	中東
使用部位	花、果実
主な働き	鎮静作用、安眠作用、抗炎症作用、女性ホルモン調整作用、抗酸化作用、収れん作用、シワ・シミの改善、血行促進作用など

ます。女性ホルモンのバランスを整える作用もあるとされ、生理痛、生理不順、更年期障害にも有効です。また、抗酸化作用や収れん作用により、肌のきめを整えてシワやシミを改善するため、肌のエイジングケアに役立ちます。血行促進作用があるといわれており、冷え性やむくみの改善にもつながります。ただし、妊娠中や授乳中の方は大量に摂取しないよう注意しましょう。

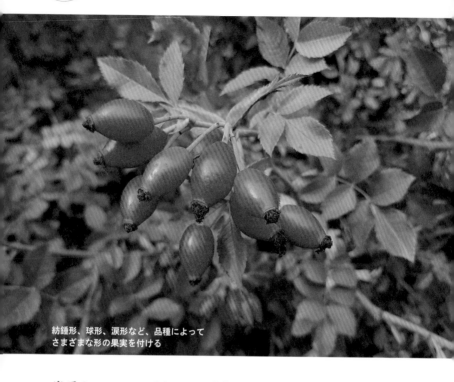

紡錘形、球形、涙形など、品種によって
さまざまな形の果実を付ける

貴重なビタミンC源として重宝されてきたローズヒップ

　ローズヒップは、イヌバラというバラ科の植物の果実です。原産
地はヨーロッパ、北アフリカ、西アジアで、ルーマニアの国花とな
っています。古代ローマ時代に、狂犬病に効く薬として用いられた
といわれており、これに由来してドッグローズという別名が付けら
れました。また、「ビタミンCの爆弾」と呼ばれており、レモンの約
20倍のビタミンCが含まれています。第二次世界大戦中、イギリス
ではビタミンCを補う柑橘類が不足していたため、ビタミンC源を補
給しようと、イギリス中のローズヒップを摘むよう、政府が呼びか
けました。この出来事がきっかけで、高い健康効果が世界に知られ

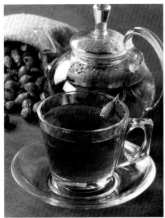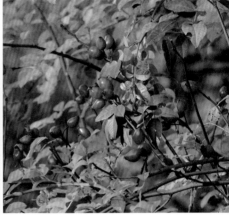

【左】爽やかな甘味とほのかな酸味があるハーブティー　【右】秋になるとたくさんの果実を実らせる

るようになりました。ハーブティーには乾燥させた果実の果皮を使用します。また、細かく砕いたローズヒップを煮詰めるととろみが出てくるため、ジャムとしても利用できます。

　免疫機能を高めるとされるビタミンCが含まれており、風邪予防におすすめです。紫外線を浴びた際にできるメラニンの生成を抑えてシミやそばかすを予防したり、コラーゲンの生成を促して肌のハリや弾力性を向上させます。また、鉄やカルシウムも含まれており、生理中などに起こりがちな貧血の防止にも役立ちます。ホルモンのバランスを整えるといわれるビタミンEも含まれており、生理痛の軽減に効果的です。なお、過剰に摂取すると下痢になることがあるので、適量を守りましょう。

学名	*Rosa canina*
別名	ドッグローズ、イヌバラ、ロサ・カニーナ
分類	バラ科
原産地	ヨーロッパ、北アフリカ、西アジア
使用部位	果実
主な働き	免疫力向上作用、メラニン生成抑制作用、貧血の防止、女性ホルモン調整作用、緩下作用など

ポプリ・サシェの作り方

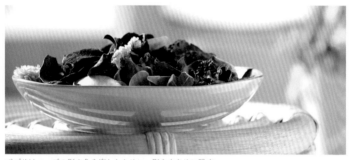

ポプリはハーブの形や色を楽しむために、形を大きめに残す

　ポプリとはハーブに香料を加えたものです。香りを楽しめるだけでなく、部屋に彩りを添えるインテリアとしても活躍します。乾燥させたハーブを使うドライポプリと、半乾燥させたハーブを使うモイストポプリがありますが、ここではスタンダードなドライポプリの作り方を紹介します。始めに、直射日光を避けた風通しの良い日陰で7〜10日ほどハーブを乾燥させます。次に、乾燥させたハーブに精油やアロマオイルなどの香料を2〜3滴垂らしてよく混ぜ合わせます。そして、混ぜ合わせたハーブを密封容器に入れ、1カ月ほど熟成させます。この熟成期間中にハーブと香料の香りが混ざり、より深みのある香りになります。熟成したら、ガラスや陶器などの容器に移し替えて完成です。香りが弱くなったら香料を足しましょう。

　サシェとは乾燥させたハーブを細かく砕いて布袋の中に入れたもので、中身は出さずに袋のまま使用します。引き出しに入れたり、吊り下げたり、持ち歩いたりと幅広い使い方ができます。作り方は、袋状に縫った布の中に、乾燥させて細かく砕いたハーブを入れて、リボンやひもで口を縛るだけ。市販の巾着袋や不織布の袋などでも代用できます。お好みで香料を加えても良いでしょう。

余ったポプリの材料を使用してサシェを作ることもできる

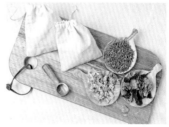

Chapter 3

風邪や疲労回復に
有効なハーブ

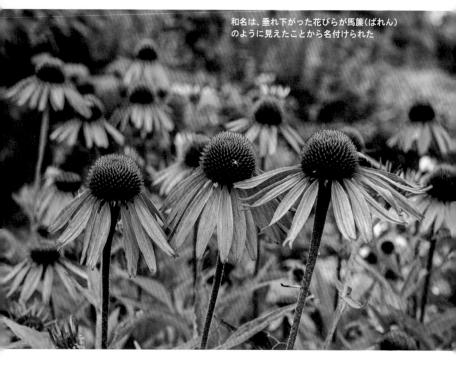

和名は、垂れ下がった花びらが馬簾（ばれん）のように見えたことから名付けられた

免疫力を高める効果が期待されるエキナセア

　夏にヒナギクに似た濃いピンク色の花を咲かせるエキナセア。免疫力を高める効果が期待できるハーブとして「天然の抗生物質」とも呼ばれ、アメリカのハーブ市場では最も人気の高いハーブの一つです。その名は、ギリシャ語でウニを意味する「echinos」に由来しており、花の中心部がトゲトゲと球状に盛り上がった姿がウニに似ていることから名付けられたとされています。エキナセアの栽培種は9種ありますが、医療用途に用いられるのはそのうち3種のみです。

　原産地である北アメリカの先住民の間では、風邪や歯痛、傷や化膿止め、解毒剤などに用いられ、初期の入植者たちの間では免疫力

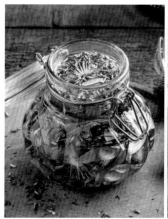 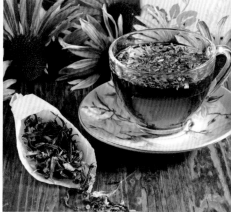

【左】エキナセアをウォッカなどのアルコールに漬けて作るハーブチンキ　【右】くせが少なくすっきりとした爽やかなエキナセアティー

を高める薬草として利用されてきました。後に科学的検証を経て、現代では抗ウイルスや抗菌作用に優れ、免疫機能を高め、感染症の予防に有効とされています。

　風邪のひき始めには、エキナセアのチンキを水に垂らし、1〜3％程度の濃度で1日3回服用します。手軽に摂取したい場合は、ハーブティーもよいでしょう。濃く抽出したエキナセアティーをうがい薬として使用すれば、喉の炎症を抑えたり、歯周病や歯肉炎の予防にも役立ちます。また、抗アレルギー作用も認められているので、ネトル（P.100）とブレンドするとアレルギー症状の緩和が期待できます。常飲は避け、8週間続けても症状が緩和しない場合は使用を中止し、医師に相談しましょう。

学名	*Echinacea purpurea*
別名	ムラサキバレンギク
分類	キク科
原産地	北アメリカ
使用部位	葉、茎、根茎
主な働き	抗菌作用、抗炎症作用、抗アレルギー作用、抗ウイルス作用、口腔トラブルの改善、鎮痛作用、免疫力向上作用、抗感染作用など

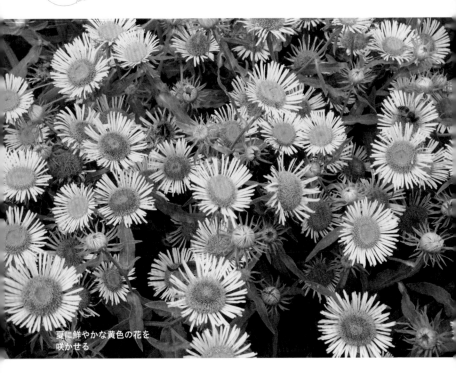

夏に鮮やかな黄色の花を
咲かせる

呼吸器系の症状に効果的なエリキャンペーン

　草丈が2mを超えるほど大きく育つキク科の多年草で、ヒマワリ
のような黄色い花を咲かせるエリキャンペーン。学名の「ヘレニウ
ム」は、ギリシャ神話に登場する女性ヘレネーがこのハーブを摘ん
でいるときに誘拐されたという伝承に由来します。

　根は民間薬を始め、リキュールやハーブティー、お菓子の香り付
けなどに使われており、若葉はサラダにして食用に、花はドライフ
ラワーやポプリに利用できます。古代ギリシャ・ローマの時代から
使われてきた歴史の古いハーブで、中世ヨーロッパでは修道院を中
心に幅広く栽培されてきました。日本には江戸時代に渡来し、腹痛

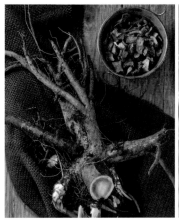 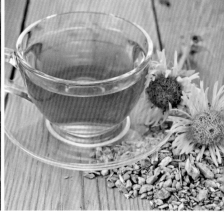

【左】エリキャンペーンの根　【右】ハーブティーはやや苦みがあるので、レモンや蜂蜜を加えたり、他のハーブティーとブレンドするのがよい

や胃腸炎の薬に配合されていたそうです。

　ハーブ療法の有用部である根にはバナナのような独特の甘い香りと苦味があり、精油やイヌリン、糖類などが含まれています。根を乾燥させたものは「土木香」という名の生薬として、咳や気管支炎のほか、消化促進や利尿、発汗などに用いられ、防腐、殺菌作用なども期待されています。また、近年では花粉症の症状緩和の効果も研究されています。そのほか、製薬会社では、薬を飲みやすくするための賦香料としてエリキャンペーンの根を用います。

　有効性が高いとされるハーブですが、日本で土木香は医薬品に分類されるため、自己判断での使用は避けるようにしましょう。キク科植物のアレルギーがある方は、特に注意が必要です。

学名	*Inula helenium*
別名	オオグルマ、エレカンペーン、ワイルドサンフラワー
分類	キク科
原産地	ヨーロッパ～アジア北部
使用部位	根、根茎
主な働き	抗菌作用、抗炎症作用、去痰作用、鎮咳作用、発汗作用、健胃作用、消化促進作用、防腐作用、殺菌作用、利尿作用など

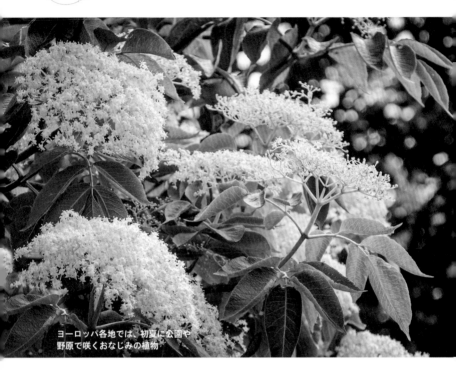

ヨーロッパ各地では、初夏に公園や
野原で咲くおなじみの植物

発汗を促し、民間療法に欠かせないエルダーフラワー

　ヨーロッパでは健康に役立つさまざまな効能があることから「田
舎の薬箱」と呼ばれているエルダーフラワー。10mほどの高さまで
成長する落葉樹で、初夏になると小さなクリーム色の小花が密生し
て咲き、マスカットのような甘い香りがほんのり漂います。エルダ
ーフラワーという名は、古英語で火を意味する「aeld」が語源で、そ
の昔、芯を抜いて中空にした木を火起こしに用いたといわれていま
す。エルダーフラワーには観賞用の品種もありますが、薬効がある
のは野生種のみです。

　1世紀後半に活躍したローマ帝国の薬学者ディオスコリデスによ

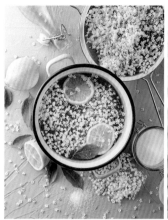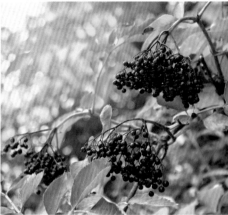

【左】新鮮な花とレモン、砂糖、水を火にかけて作る「エルダーフラワーコーディアル」
【右】秋に黒みがかった紫色の実を付け、シロップやジャム作りなどに使われる

ると、エルダーフラワーの根を入れたワインは解毒剤に、葉は化膿止めに良いとされてきました。また、修道院では解熱や痛みの緩和、下剤など万能薬として用いられてきたそうです。現在、エルダーフラワーにはバイオフラボノイド（ビタミンP）やビタミンCといった有効成分が含まれていることが分かってお

学名	*Sambucus nigra*
別名	セイヨウニワトコ
分類	レンプクソウ科
原産地	ヨーロッパ、北アフリカ、西アジア
使用部位	花、実、葉
主な働き	抗炎症作用、抗アレルギー作用、抗ウイルス作用、抗うつ作用、解熱作用、鎮痛作用、鎮咳作用、去痰作用、利尿作用、緩下作用など

り、主に風邪やインフルエンザ、咳、副鼻腔炎のほか、カタル（粘膜の炎症）の治療に使用されています。このほか、利尿、むくみ、リウマチ、神経症などにも用いられます。

　近年はハーブティーのほか、エルダーフラワーの花を砂糖とともに煮つめたシロップ「エルダーフラワーコーディアル」も風邪のひき始めや花粉症に効果的な飲み物として注目が集まっています。

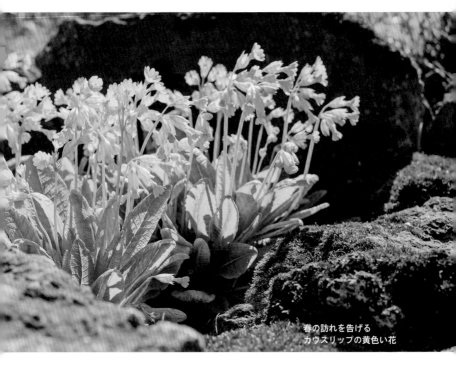

春の訪れを告げる
カウスリップの黄色い花

別名「天国の鍵」と呼ばれる**カウスリップ**

　ヨーロッパから西アジア、シベリア南部にかけて分布するサクラ
ソウ科の植物で、カウスリップが顔を出すと本格的に春が訪れると
いわれています。まとまった花の房が、天国の扉を開ける鍵束を連
想させることから「天国の鍵」「聖母マリアの鍵」などとも呼ばれて
います。また、聖ペテロが鍵を落とし、その場所にカウスリップが
咲いたという伝説もあります。柔らかい若葉や花は、春の野菜とし
てサラダに使われますが、薬用には主に根と花が使われます。

　カウスリップがいつ頃から薬草として使われるようになったのか
は定かではありませんが、ドイツ薬草学の祖ヒルデガルトはカウス

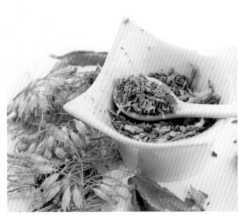 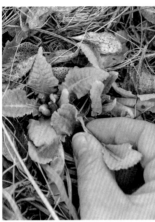

【左】花から根まで全草が薬用や食用として利用できる　【右】摘みたての柔らかい若葉は生食でいただける

学名	*Primula veris*
別名	プリムラ、キバナノクリンザクラ
分類	サクラソウ科
原産地	ヨーロッパ〜西アジア、シベリア南部
使用部位	花、根
主な働き	抗炎症作用、抗不安作用、鎮咳作用、去痰作用、利尿作用、鎮痛作用、鎮静作用、安眠作用など

リップを外用薬として使用し、その後、修道院では痛風や麻痺などに対する治療薬として用いられるようになりました。

　根には、サポニンやフラボノイド、タンニンなどが含まれており、咳を抑え、痰を除去する働きが期待できます。咳止めには粉末にしたカウスリップの根小さじ1杯にカップ1杯のお湯を注ぎ、よくかき混ぜてから飲むと効果的です。そのほか、痛風やリウマチ、偏頭痛などの鎮痛にも役立ちます。また、カウスリップには鎮静作用やリラックス効果があることも知られており、ストレスや不安の軽減が期待できます。ヨーロッパの北部では古くから、カウスリップの花を発酵させてワインを作る風習があり、就寝前に飲むと、安眠効果が得られるといわれています。

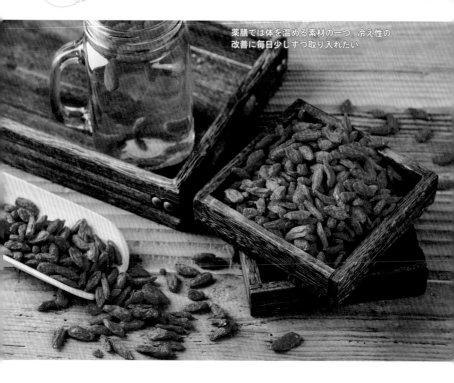

薬膳では体を温める素材の一つ。冷え性の
改善に毎日少しずつ取り入れたい

クコの実としておなじみのスーパーフード、ゴジベリー

　近年、スーパーフードとして注目されているゴジベリー。一般的には「クコの実」として知られており、薬膳料理や杏仁豆腐のトッピングでおなじみの果実です。クコは北海道を除く日本各地の土手や荒地などに自生する東アジア原産のナス科の落葉低木で、8〜11月頃にナスの花に似た小さな花を付け、実は熟すと赤くなります。この色鮮やかな実は料理のアクセントとしてだけでなく、中国では古くから「不老長寿の薬」とされ、生薬「枸杞子」として親しまれてきました。なお、クコの根と葉にも薬効があるとされています。

　ゴジベリーには、ビタミンB1、B2、ナイアシン、葉酸、パントテ

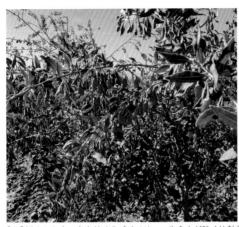
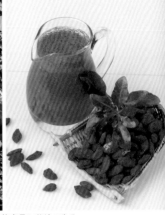

【左】鮮やかな赤い実を付けるゴジベリー。生命力が強く比較的容易に栽培できる
【右】豊富な栄養が手軽に取れるゴジベリージュース

ン酸といった豊富なビタミンB群が含まれていることから疲労回復
効果が期待でき、滋養強壮剤によく利用されています。また、強い
抗酸化作用が期待できるビタミンCやポリフェノールも含まれてお
り、美肌や老化予防に効果的です。世界三大美女の楊貴妃も、美し
さを保つために一日3粒のゴジベリーを欠かさなかったといいます。
さらに、アミノ酸の一種であるベタインが、肝臓への脂肪の蓄積を
防ぐ働きをし、脂肪肝の予防や
肝機能の向上に役立ちます。

　気軽に摂取したいなら、飲み
やすいゴジベリージュースがお
すすめ。ほんのり甘酸っぱくト
マトに似た風味です。また、乾
燥させたゴジベリーをお酒に漬
ければゴジベリー酒になります。
焼酎や日本酒など、お好みのお
酒で試してみましょう。

学名	*Lycium chinense*
別名	ウルフベリー、クコ
分類	ナス科
原産地	東アジア
使用部位	実
主な働き	疲労回復作用、抗酸化作用、強壮作用、鎮痛作用、美肌効果、老化の防止、血行促進作用、肝機能の改善など

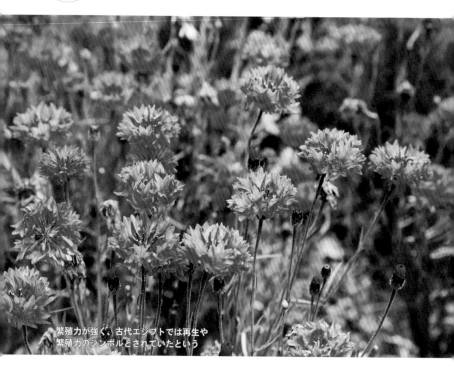

繁殖力が強く、古代エジプトでは再生や
繁殖力のシンボルとされていたという

喉の炎症や口内炎に効果的な コーンフラワー

　美しい青色の花びらが印象的なコーンフラワーは、食用、薬用、染料などに使われているハーブですが、もともとは穀物畑の雑草でした。イギリスでは穀物全般を「コーン」と呼ぶことから、コーンフラワーという名前が付いたといいます。また、学名の「Centaurea」は、ギリシャ神話に登場する半人半馬のケンタウロスがこの植物を薬草として使用していたという伝承に由来しています。日本へは明治時代に伝わり、鯉のぼりの柱につける矢車に似ていることから「ヤグルマギク」と呼ばれるようになりました。

　コーンフラワーは、アントシアニンやサポニン、クマリン、タン

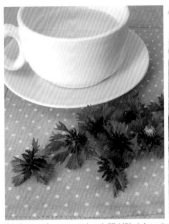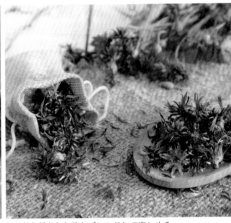

【左】ハーブティーは味の主張が強くないので、さまざまなお茶とブレンドして楽しめる
【右】ドライハーブにしても鮮やかな青色のコーンフラワー

ニンなどが含まれており、特にアントシアニンは、目の疲れやかすみなどに有効とされています。使用方法は、花びらを煮出して濃く抽出したものをコットンなどに浸し、湿布としてまぶたの上に乗せます。目薬として点眼することは避けましょう。また、抗炎症、抗菌作用があることから、コーンフラワーのチンキは炎症した皮膚の改善に役立ちます。うがい薬としても効果的で、喉の炎症や口内炎の腫れや痛みを和らげるほか、口臭予防にも最適です。

ハーブティーにすると味がほとんどしないため、レモンバーム（P.10）など他のお茶とのブレンドや蜂蜜を入れるのがおすすめ。また、コーンフラワーの青色は乾燥させても色があせないので、ドライフラワーやポプリとしても楽しめます。

学名	*Centaurea cyanus*
別名	セントーレア、ケンタウレア、ヤグルマギク
分類	キク科
原産地	南東ヨーロッパ、西アジア
使用部位	花
主な働き	目のトラブルの改善、抗菌作用、抗炎症作用、抗酸化作用、鎮静作用、口腔トラブルの改善、消化促進作用、利尿作用、消臭作用など

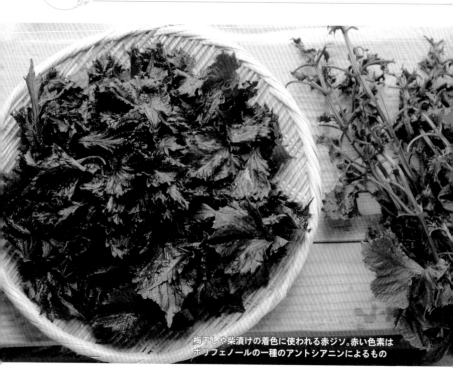

梅干しや柴漬けの着色に使われる赤ジソ。赤い色素は
ポリフェノールの一種のアントシアニンによるもの

和のハーブとしておなじみのシソ

中国からヒマラヤにかけての地域が原産地とされるシソは歴史の
古いハーブで、日本には縄文時代に中国から伝わったとされていま
す。シソの名前は中国の故事*に由来しており、食中毒で生死をさま
よっていた若者に紫のシソを煎じて飲ませたところ、一命を取り留
めたことから、この植物を「紫蘇」と呼ぶようになったといわれてい
ます。現在でも、漢方医学ではシソの葉を「蘇葉」と呼び、生薬と
して利用しています。なお、葉が赤紫色の赤ジソと緑色の青ジソがあ
りますが、ハーブや生薬として利用されるのは主に赤ジソです。

シソは、β-カロテンやビタミンB2、カルシウムなどのミネラルを

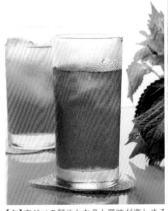
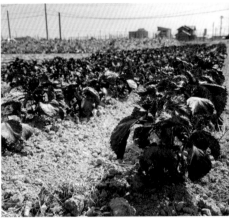

【左】赤ジソの鮮やかな色と風味が楽しめるシソジュース　【右】赤ジソの栽培風景。初夏の梅の旬に合わせて収穫の最盛期を迎える

豊富に含んでおり、疲労回復や貧血予防に役立ちます。特に、β-カロテンは体内でビタミンAに変化し、皮膚や粘膜を健康に保つ働きがあることから、細菌やウイルスの侵入を防ぎ、感染症の予防効果も期待できます。また、シソ特有の香りはペリルアルデヒドと呼ばれる芳香成分によるもので、優れた抗菌、解

学名	*Perilla frutescens var. crispa*
別名	ペリラ
分類	シソ科
原産地	中国南部
使用部位	葉
主な働き	疲労回復作用、貧血の防止、粘膜の保護、抗感染作用、抗菌作用、解毒作用、食欲増進作用、消化促進作用、鎮痛作用、鎮静作用など

毒作用を持ちます。このほか、胃液の分泌を促す作用もあり、食欲増進や消化促進など胃腸機能をサポートする働きもあるので、梅雨の時期や夏に積極的に取り入れたいハーブです。

　生食やジュースにしたりするのもよいですが、香りにはリラックス効果があるため、葉や精油を入浴剤として浴槽に入れるのもおすすめ。風邪予防や神経痛、肩凝りや腰痛の緩和などに役立ちます。

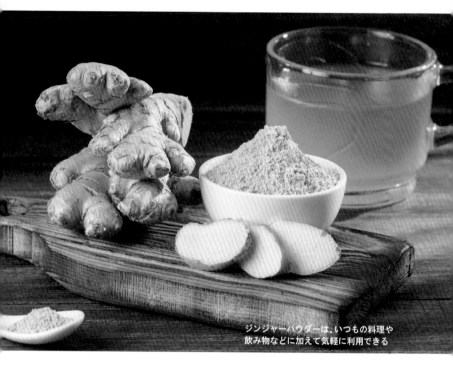

ジンジャーパウダーは、いつもの料理や
飲み物などに加えて気軽に利用できる

体を温める効果に優れたジンジャー

　日本では「ショウガ」の名でおなじみのジンジャー。ピリッとした
辛味と爽やかな風味があることから、スパイスや食材としておなじ
みのハーブです。ジンジャーの原産地は特定されていませんが、古
くからインドや中国、マレーシアで栽培され、売買されてきました。
スパイスとしての用途にとどまらず、風邪やマラリア、下痢や消化
不良などの薬として利用されてきた歴史があります。また、中世ヨ
ーロッパにおいて、ジンジャーは治癒力の高さが評価され、「エデン
の園」にあった植物と信じられていました。そのため、ジンジャー
の需要は非常に高かったといいます。

*エデンの園…旧約聖書の『創世記』で、神が人類の始祖アダムとイブを住まわせた楽園のこと

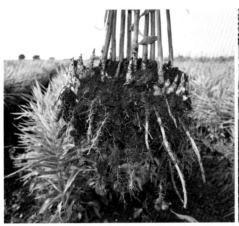
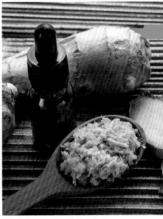

【左】収穫の様子。栽培や収穫方法により根ショウガ、葉ショウガ、矢ショウガに分けられる
【右】お風呂に希釈した精油を入れれば、スパイシーな香りとともに体も温められる

学名	*Zingiber officinale*
別名	コモンジンジャー、ショウガ、ハジカミ
分類	ショウガ科
原産地	アジア
使用部位	根茎
主な働き	抗炎症作用、解熱作用、呼吸器系の不調改善、発汗作用、消化促進、血行促進作用、吐き気の緩和など

　根茎の辛味成分は主にギンゲロールとショウガオールで、ギンゲロールは加熱・乾燥させるとショウガオールに変化します。この成分は胃腸を刺激して血流を促進し、体の深部で熱を作り出す働きや発汗作用があるので、冷え性の改善には、煮出したジンジャーをお湯で溶いて飲用するとよいでしょう。

　また、ジンジャーの香り成分シネオールには、抗炎症や解熱作用があることから、風邪や呼吸器系のトラブルに役立つとされ、日本最古の医学書『医心方』では風邪薬として紹介されています。精油には二日酔いやつわり、乗り物酔いによる吐き気を抑える効果があるとされています。なお、吐き気止めとして利用する場合は、生のほうが効果的とされています。

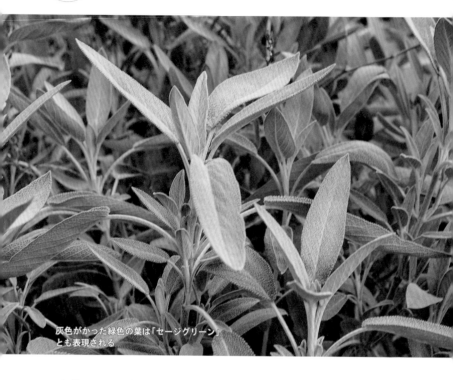

灰色がかった緑色の葉は「セージグリーン」
とも表現される

古代から万能薬として親しまれてきたセージ

　不老長寿のハーブとして親しまれてきたセージは、地中海沿岸の
地域を原産とし、灰色がかった緑色の葉を持ち、全草に爽やかな香
りがあります。セージの学名「Salvia」は、「救う」「助ける」という意
味のラテン語「salvare」に由来しており、和名では「ヤクヨウサルビ
ア」と呼ばれています。

　セージは古代エジプトや古代ローマの時代から薬草として利用さ
れ、あらゆる不調に効く万能薬として珍重されてきました。9世紀
のフランク帝国では、カール大帝が領内の菜園にセージを栽培する
ことを命じたほどで、ヨーロッパには「長生きをしたければ庭にセ

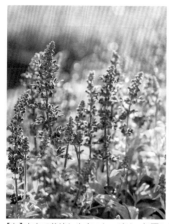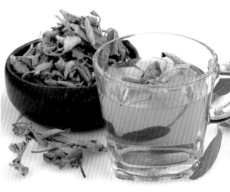

【左】丈夫で栽培しやすいセージは、初夏に紫色や白色などの花を咲かせる 【右】風邪の流行時期に最適なセージティー

ージを植えろ」という言い伝えがあります。また、16世紀の植物学者ジョン・ジェラードは、セージを脳と筋肉の強壮剤と考えていました。そのほか、歯磨き粉ができる以前は、歯と歯茎を丈夫にするものとしてセージが利用されていたといいます。

使用部位の葉には、精油成分、タンニン、フラボノイドなどが含まれており、優れた抗菌作用に加えて収れん作用もあるため、風邪や咳などの症状、のどの痛みを抑える効果が期待できます。また、血液循環を促し、血行を良くする作用があるとされ、疲労回復や強壮にも役立ちます。セージは薬効の多いハーブの一つですが、大量に摂取すると毒性を生じるツヨンという成分が含まれているため、過度な摂取はしないようにしてください。

学名	*Salvia officinalis*
別名	コモンセージ、ヤクヨウサルビア
分類	シソ科
原産地	ヨーロッパ南部、地中海沿岸
使用部位	葉、花
主な働き	抗菌作用、収れん作用、抗炎症作用、鎮咳作用、鎮痛作用、利尿作用、血行促進作用、疲労回復作用、強壮作用など

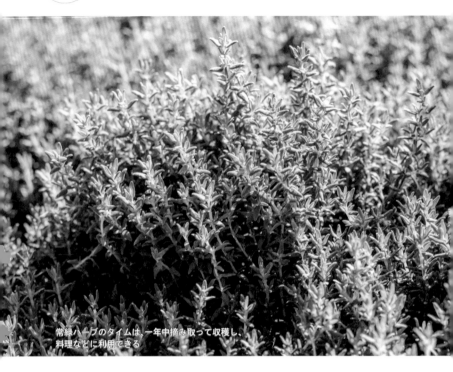

常緑ハーブのタイムは、一年中摘み取って収穫し、
料理などに利用できる

咳や気管支炎の症状を和らげるタイム

　タイムはシソ科の多年草で、すがすがしい香りが特徴のハーブです。タイムという名前の語源は諸説あり、ギリシャ語で「勇気」を意味する「Thymon」や「献香」を意味する「Thyein」が由来になっているといわれています。実際、古代ローマではタイムは勇気の象徴とされ、兵士たちは戦いに備えてタイムを浸した水を浴びていたといわれています。また、古代ギリシャでは神殿で焚く香としてタイムが使われていました。

　数あるハーブの中でも特に優れた抗菌作用を持つタイムは、抗生物質のなかった時代に重宝されていました。8世紀に書かれたドイ

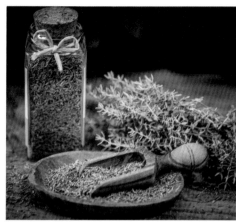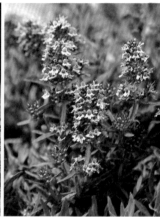

【左】乾燥させたタイムは、スパイスやハーブティーとして用いられる　【右】春から夏にかけてピンク色や紫色、白色などの花を咲かせる

ツの医学書『ロルシュ薬局方』には、肝臓や脾臓、消化器系のトラブルなど、さまざまな症状に最適なハーブとして高く評価されています。また、枕の下にタイムを入れて眠ると睡眠の質が高まり、悪夢を防ぐことができると信じられていました。

　タイムのハーブティーを飲んだり、うがいに用いたりすることで、呼吸器の殺菌に繋がり、風邪やインフルエンザなどの予防に役立ちます。また、苦味成分であるサポニンには去痰作用があるとされ、抗菌作用と合わせて喉の炎症を鎮めたり、痰の絡みを軽減する働きが期待できます。そのほか、ルームスプレーやファブリックミストなどにタイムを使うと、芳しい香りを楽しむと同時に、消臭や抗菌対策になるのでおすすめです。

学名	***Thymus vulgaris***
別名	コモンタイム、タチジャコウソウ
分類	シソ科
原産地	南ヨーロッパ、地中海沿岸
使用部位	葉、花
主な働き	抗菌作用、抗炎症作用、抗ウイルス作用、去痰作用、鎮咳作用、消臭作用、肝機能の改善、利尿作用、抗うつ作用、安眠作用など

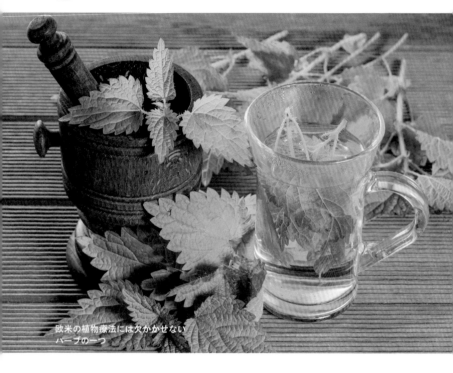

欧米の植物療法には欠かせない
ハーブの一つ

季節の変わり目に活用したいネトル

　ヨーロッパ原産のネトルは非常に強い繁殖力を持ち、今日では世界中に分布しています。茎や葉の表面に毛のような細かいトゲがあることから、英語で「針」を意味する「Needle」が名前の由来になっており、素手で触ると皮膚が赤く腫れ、激しい痛みに襲われることから厄介な雑草と思われがちです。しかし、ネトルと人の関わりは古く、紀元前8世紀頃の遺跡からはネトルの繊維を使った織物が発見されています。また、古代ギリシャの医師ヒポクラテスは、解毒や鎮痛などの目的でネトルを治療に用いていたと伝えられています。

　ネトルの葉には、β-カロテンやビタミンC、葉酸などのビタミン

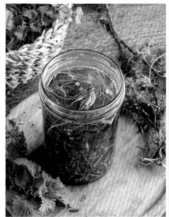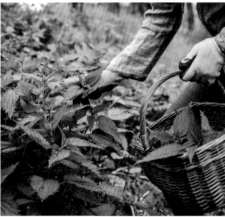

【左】ネトルの根をウォッカなどのアルコールに漬けて作るハーブチンキ　【右】トゲがあるため、手袋をして収穫する

類、鉄やカルシウム、マグネシウムなどのミネラル類が含まれており、貧血に用いられます。さらに、ケルセチンやルチンといったフラボノイド系ポリフェノールなどを含み、ケルセチンがヒスタミンの分泌を抑制しアレルギー症状を軽減させる働きがあることが報告されています。こうした効用を生かし、ヨーロ

学名	*Urtica dioica*
別名	セイヨウイラクサ
分類	イラクサ科
原産地	ヨーロッパ
使用部位	全草
主な働き	貧血の防止、抗炎症作用、抗アレルギー作用、鎮痛作用、鎮痙作用、利尿作用、解毒作用、血行促進作用など

ッパでは春先にネトルをブレンドしたハーブティーを飲み、体質改善をはかる「春季療法」という民間療法が行われています。

　葉緑素が多いため、ハーブティーは緑茶感覚でいただけます。また、若芽や新芽の葉は口当たりがよく、天ぷらやサラダ、スープなどにして食べることができます。生のままジュースにする場合は、他の野菜や果物と一緒に混ぜて飲むとよいでしょう。

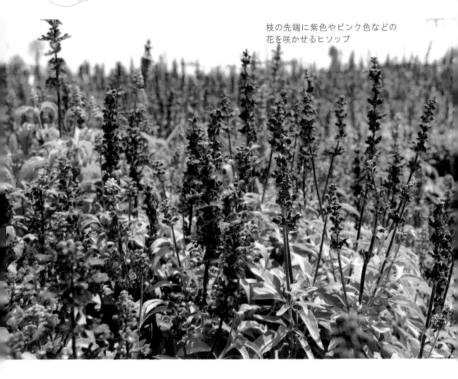

枝の先端に紫色やピンク色などの
花を咲かせるヒソップ

咳止めに効果的な爽やかな香りを持つヒソップ

　浄化のハーブとして知られるヒソップは、和名を「ヤナギハッカ」
といい、ハッカに似た清涼感のある香りが特徴のハーブです。6〜8月
に濃い青紫色の花を咲かせ、日当たりがよく高温で乾燥した土壌で
よく育ちます。古代ローマ時代の薬学者ディオスコリデスは、この
植物にギリシャ語で「聖なるハーブ」を意味する「Hyssopus」と名付
け、呼吸器系疾患の治療に利用していました。また、古くから神聖
なる儀式や教会のお清めに用いられてきたことが伝えられています。
　薬草として使用するのは地上部のみで、精油にはシネオールやピ
ネンなどの成分が含まれています。これらの成分は、痛みを和らげ

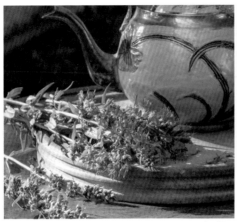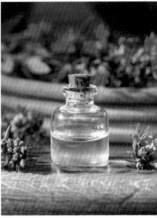

【左】ハーブティーやスパイスのほか、リキュールの香り付けにも利用される　【右】ハッカのような甘く清涼感のある香りは、緊張やストレスを軽減してくれる

学名	*Hyssopus officinalis*
別名	ヤナギハッカ
分類	シソ科
原産地	南ヨーロッパ、西アジア
使用部位	花、葉、茎
主な働き	鎮痛作用、抗炎症作用、抗不安作用、去痰作用、呼吸器系の不調改善、鎮咳作用、鎮静作用、発汗作用、利尿作用など

炎症を抑える作用があることから、チンキやシロップは咳止めに有効とされています。苦味のもとであるマルビインには痰を取り除く作用があり、花粉症や風邪による喉と鼻の不調などによいとされています。ハーブティーで飲む場合は、ネトル（P.100）やペパーミント（P.154）とブレンドするとより効果的です。

その香りから、不安や緊張、ストレスなどを和らげる効果が期待できます。お風呂に茎葉を入れれば、リラックス効果だけでなく、リウマチや関節の痛みなどの緩和に役立ちます。また、サシェにして家の中に置いておくことで、ネガティブなエネルギーが浄化されるともいわれています。心を前向きにしたいときや、風邪の予防におすすめのハーブです。

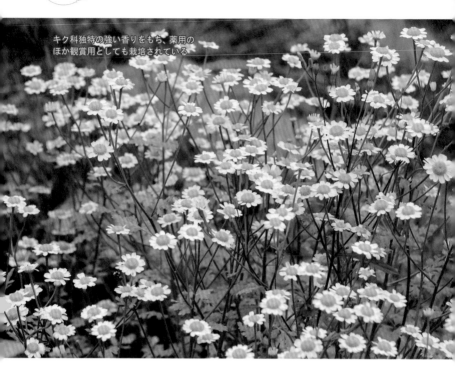

キク科独特の強い香りをもち、薬用の
ほか観賞用としても栽培されている

あらゆる痛みを和らげるフィーバーフュー

夏にヒナギクに似た白い花を咲かせるフィーバーフュー。東ヨーロッパのバルカン半島や西アジアを原産としますが、生命力と繁殖力が強いため、現在では世界中で生育しています。名前に「Fever（熱）」とあることから、発熱の際に使用されていたハーブですが、解熱効果の科学的証拠は確認されておらず、現在では頭痛の鎮静などに用いられています。

1世紀の薬学者ディオスコリデスによると、フィーバーフューは、解熱や炎症を抑えるためのハーブとして治療に利用されていました。また、17世紀にハーブ療法を広めたニコラス・カルペパーは、頭痛

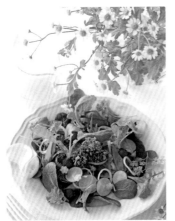 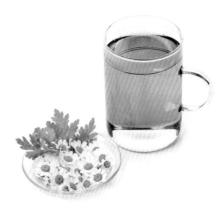

【左】柔らかい葉の先はサラダの飾りなどに使える　【右】ハーブティーは、爽やかな香りに苦みもあるのでペパーミント（P.154）などとのブレンドがおすすめ

や生理不順、うつといった症状に効果的なハーブとしてフィーバーフューを高く評価しています。1970年代にはフィーバーフューの研究が本格的に始まり、「中世のアスピリン」として人気のハーブになりました。その後、主成分のパルテノライドには、偏頭痛の一因であるセロトニンやプロスタフランジンを抑制する作用があることが発見されました。パルテノライドは、偏頭痛をはじめ、それに伴う吐き気や光過敏症、生理痛への効果も期待されています。

　葉はそのまま食べたり、茎と一緒に乾燥させ、ハーブティーなどに利用されています。ヨーロッパでは、薬用のほか園芸用としても人気で、虫を寄せ付けない独特な芳香があることから、コンパニオンプランツとしても定番の植物です。

学名	*Tanacetum parthenium*
別名	ナツシロギク
分類	キク科
原産地	東ヨーロッパ、西アジア
使用部位	花、葉、茎
主な働き	抗菌作用、抗炎症作用、抗うつ作用、鎮痛作用、弛緩作用、血管拡張作用、吐き気の緩和など

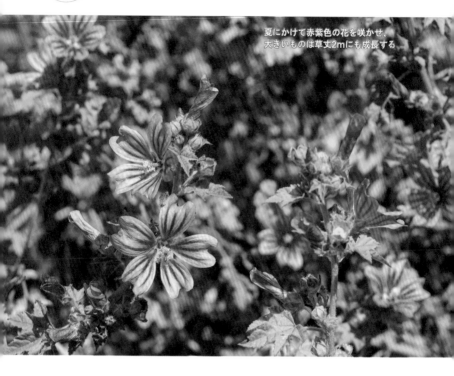

夏にかけて赤紫色の花を咲かせ、
大きいものは草丈2mにも成長する

色が変わるハーブティーが人気のブルーマロウ

　マロウの仲間は1000種以上ありますが、ブルーマロウはその中でも特に優れた薬効を持つ種とされています。濃い青紫色の花を使ったハーブティーは、淹れたては青色ですが、時間が経つと青紫色に変わり、さらに酸性であるレモン汁を加えるとピンク色へと色の変化が楽しめます。また、根や葉に粘液質が多く含まれているのも特徴の一つ。日本へは江戸時代に伝わり、「ウスベニアオイ」と呼ばれるようになりました。

　ブルーマロウの歴史は古く、紀元前8世紀頃から食用にされていたと考えられています。16世紀頃には緩下・浄化作用を持つとされ、

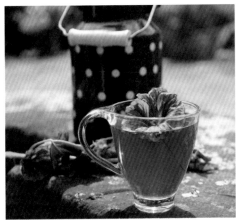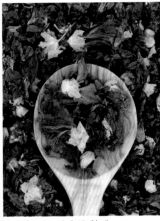

【左】色の変化が楽しめるブルーマロウのハーブティーは「サプライズティー」とも呼ばれる
【右】乾燥させたブルーマロウの花

体の病気を取り除くハーブと考えられていました。また、粘液質を多く含むため、古くから口や消化器官の粘膜を保護する働きがあるとされ、中世ヨーロッパではオペラ歌手がブルーマロウティーで喉を潤し、舞台に立ったといわれています。風邪による喉の痛みや咳、胃炎や膀胱炎、尿道炎などの緩和のほか、湿布剤やローション剤、パック剤として使用されることもあり、外傷や皮膚炎、乾燥肌の改善にも役立ちます。

喉の炎症や口内炎が気になるときにはブルーマロウの花を濃く抽出し、うがい薬やマウスウォッシュのように使うとよいでしょう。ハーブティーとして楽しむ際は、味がほとんどないため、他のハーブとブレンドしたり、蜂蜜を入れたりするとよりおいしくいただけます。

学名	*Malva sylvestris*
別名	コモンマロウ、ウスベニアオイ
分類	アオイ科
原産地	南ヨーロッパ
使用部位	花、葉
主な働き	抗炎症作用、鎮痛作用、鎮咳作用、粘膜の保護、泌尿器系のトラブル改善、緩下作用、浄化作用、創傷治癒作用、保湿作用など

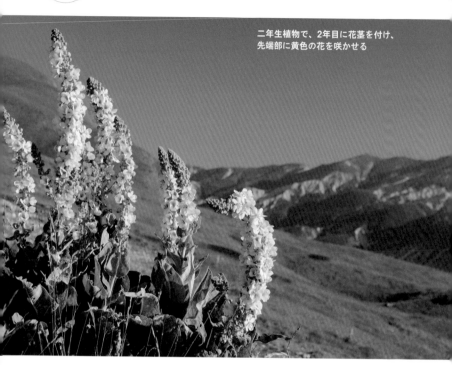

二年生植物で、2年目に花茎を付け、
先端部に黄色の花を咲かせる

呼吸器系の症状のほか、多くの薬効を持つマレイン

　大きなロゼット葉*から長い花茎を伸ばし、小さな黄色い花を咲か
せるゴマノハグサ科の多年草です。マレインという名は、ラテン語
で「柔らかい」を意味する「mollis」が由来で、毛に覆われた葉の姿が
語源となっています。また、和名の「ビロードモウズイカ」も、葉が
ビロード状の綿毛に覆われていることと、おしべに毛が生えている
ことに由来しています。日本には明治時代に伝わりましたが、主に
観賞用として植えられ、薬草としての使用は少ないようです。

　古代ギリシャ・ローマ時代から、咳や喘息など呼吸器系の症状の
改善に利用されてきたハーブで、北米の先住民はマレインの葉でタ

*ロゼット葉…短い茎から放射状に広がった葉のこと

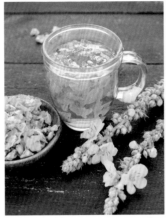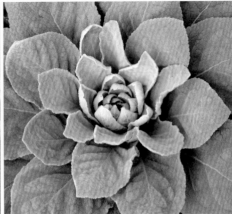

【左】黄金色が美しいフレッシュハーブティー
発芽して1年目にロゼット状の葉を生成する

【右】ロゼット状の葉が特徴的なマレイン。

バコを作り、その煙を吸い込んで吸入薬のように使用していました。そのため、「ニワタバコ」という別名があります。中世ヨーロッパでは、民間信仰に用いられ、落雷や病などの災いから守るための植物として認知されていたそうです。葉と茎を乾燥させ、たいまつの代わりに使われることもあったといいます。

学名	*Verbascum thapsus*
別名	バーバスカム、ビロードモウズイカ、ニワタバコ
分類	ゴマノハグサ科
原産地	ヨーロッパ、北アフリカ、アジア
使用部位	花、葉
主な働き	抗炎症作用、呼吸器系の不調改善、鎮咳作用、鎮痙作用、去痰作用、皮膚軟化作用、収れん作用など

　マレインの有用部は花と葉で、粘膜の刺激を和らげる作用のある粘液質や、去痰や抗炎症作用に働くサポニンを含みます。風邪や呼吸器系のトラブルには、マレインのほか、ブルーマロウ（P.106）やリコリス（P.112）などとブレンドしたハーブティーを飲むとよいでしょう。また、収れん作用や皮膚軟化作用にも定評があり、さまざまな皮膚のトラブルに対する外用薬としても利用されます。

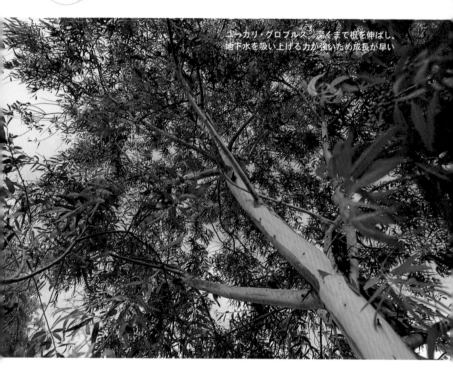

ユーカリ・グロブルス。深くまで根を伸ばし、地下水を吸い上げる力が強いため成長が早い

抗炎症、抗菌作用に優れたユーカリ

　ユーカリはフトモモ科ユーカリ属の総称で、オーストラリア大陸原産の高木です。700種以上の種類が存在するとされていますが、それぞれ成分と作用が大きく異なります。一般的に薬用やアロマテラピーなどに用いられるのはユーカリ・グロブルスという種で、樹高は約45mにまで成長し、クリアで爽やかな香りを持つのが特徴です。また、マラリアが流行する湿地帯にユーカリを植えると、水分を大量に吸い上げて湿地を乾燥させ、力の駆除に役立つことから別名「熱の木」とも呼ばれています。

　オーストラリア大陸の先住民アボリジニは、古くからユーカリを

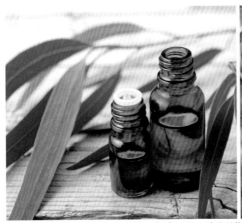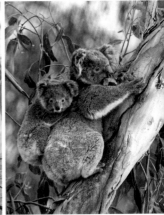

【左】手頃な価格で入手しやすい精油　【右】コアラの完全栄養食といえるユーカリ。水分、脂質、糖分、タンニン、タンパク質、カルシウムなどの成分がバランスよく含まれてるてる

学名	*Eucalyptus*
別名	サザンブルーガム、ブルーガム
分類	フトモモ科
原産地	オーストラリア大陸
使用部位	葉
主な働き	殺菌作用、抗菌作用、抗ウイルス作用、去痰作用、鎮咳作用、呼吸器系の不調改善など

「キノ」と呼び、傷や炎症などに利用してきました。19世紀になると商用的に大規模生産されるようになり、ヨーロッパでは「シドニー・ペパーミント」と呼ばれ親しまれるようになりました。日本には明治初期に導入され、空気を浄化することから街路樹としても植えられています。

　ユーカリの主成分はシネオールと呼ばれるもので、優れた殺菌・抗菌作用のほか、去痰、鎮咳に効果的とされ、風邪やインフルエンザ、気管支や呼吸器のトラブルに最適なハーブといえます。特に、入浴剤として利用すれば、蒸気の吸引と外用、両方の効果が期待でき、その爽やかな香りからリフレッシュ効果も期待できるでしょう。精油はやや刺激が強いので、ドライハーブを浴槽に入れるのがおすすめです。

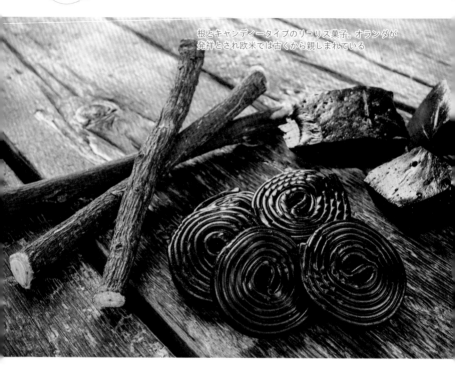

根とキャンディータイプのリコリス菓子。オランダが
発祥とされ欧米では古くから親しまれている

漢方処方で最も多く配合されるリコリス

　リコリスは、地中海沿岸から西アジアを原産とする葡萄性の低木
で、6〜7月に青紫色の小さな花を付けます。太い根茎には砂糖の
およそ50倍といわれる甘味成分を含むことから、薬用以外の用途も
広く、グミやキャンディなどの菓子、飲料やタバコ類の香料として
世界中で使用されています。

　リコリスの根の利用には長い歴史があり、紀元前500年頃から咳
やぜんそく、肝臓や腎臓などの疾病にいたるまで、幅広い治療に用
いられてきました。和名は「スペインカンゾウ」といい、中国原産の
ウラルカンゾウとは別物ですが、漢方ではどちらも「甘草」という名

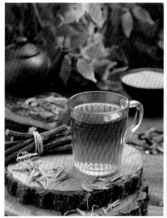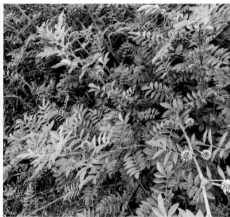

【左】甘味が強いので、紅茶や好みのハーブティーとのブレンドがおすすめ　【右】淡い紫色の花を咲かせるスペインカンゾウ。園芸でリコリスというと、ヒガンバナ属の植物を指す

の生薬になります。甘草は、2世紀頃の中国の医学書『傷寒論』に掲載されている処方の半分以上に含まれており、多くの漢方処方のベースになっていることが分かります。日本には奈良時代に伝わり、生薬のほか調味料や甘味料として使われてきました。

　根に含まれる有効成分グリチルリチンは、抗炎症作用や抗ウイルス作用、抗アレルギー作用などが期待され、気管支炎やアレルギー症状などに用いられます。また、粘膜を保護する働きもあり、胃腸の潰瘍に作用する数少ないハーブの一つに数えられています。さらに、抗酸化作用を持つフラボノイドやビタミン類、ミネラル類も豊富に含まれており、グリチルリチンとの相乗効果で美肌効果や肌荒れの改善も期待できます。

学名	*Glycyrrhiza glabra*
別名	スペインカンゾウ、セイホクカンゾウ
分類	マメ科
原産地	地中海沿岸〜西アジア
使用部位	根、匍匐枝
主な働き	抗酸化作用、抗炎症作用、抗ウイルス作用、抗アレルギー作用、粘膜の保護、鎮咳作用、美肌効果、肌荒れの改善など

113

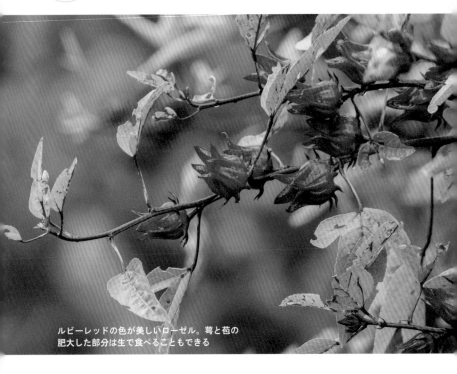

ルビーレッドの色が美しいローゼル。萼と苞の
肥大した部分は生で食べることもできる

肌荒れや疲労回復に役立つローゼル

　5000種以上あるハイビスカスの品種の一つ、ローゼル。私たちが
よくイメージする観賞用のハイビスカスとは異なり食用の品種で、
少し酸味のある真っ赤なハイビスカスティーもローゼルを使ったも
の。ローゼルの原産地は諸説ありますが、現在は世界各地の熱帯地
方で栽培されており、ハーブティーだけではなく、ジャムやゼリー
などにも用いられています。

　使用部位は肥大化した萼と苞で、ビタミンCやミネラルのほか、ア
ントシアニンやフラボノイドなどのポリフェノールが豊富に含まれ
ています。ポリフェノールは優れた抗酸化作用を持つことから、古

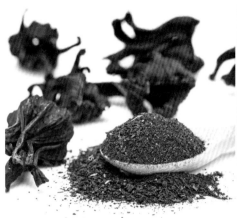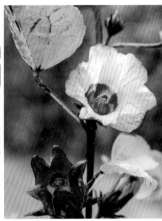

【左】ローゼルパウダー。お湯に溶かしてお茶にしたりゼリーやケーキなどの着色にも使える
【右】晩秋、同じアオイ科のハイビスカスやオクラに似た花を付ける

代エジプトやインドの王家では不老長寿の秘薬とされ、女性の美容には欠かせないものでした。また、クエン酸やリンゴ酸、ハイビスカス酸などの酸味成分が多く含まれており、夏バテやスポーツ後の疲労回復に役立ちます。そのほか、食物繊維の一種ペクチンが便秘やむくみの解消を助けたり、新陳代謝を促進して血圧やコレステロールを下げたりする効果も期待できます。

学名	*Hibiscus sabdariffa*
別名	ローゼルソウ、ローゼリ、レモネードブッシュ
分類	アオイ科
原産地	西アフリカ、インド～マレーシア
使用部位	萼、苞
主な働き	抗酸化作用、疲労回復用、緩下作用、血圧降下作用、コレステロール値の低下など

おすすめの使い方はローゼルソルトで、乾燥させたローゼルをミルで粉末にして塩を混ぜると綺麗なピンク色の塩になり、おにぎりやサラダの味付けに最適です。ハーブティーとして飲む場合は、ローズヒップ（P.76）と混ぜると相乗効果によってビタミンCの吸収力が高まり、美容に効果的な一杯となります。

チンキの作り方とお悩み別おすすめハーブ

チンキとは、ハーブをアルコールに浸してハーブの有効成分を抽出したものです。チンキ剤やティンクチャーとも呼ばれます。ハーブティーのようなお湯での抽出では水溶性成分しか得られませんが、アルコールに漬けることで脂溶性成分も抽出することができ、より多様な成分を取り出すことができます。100%天然植物のハーブを使用するため、作用が穏やかで、心身に優しく働きかけます。軽い症状の場合に使用すると、症状の軽減が期待できます。さらに、アルコールを使うので、1年ほど保存ができることも利点です。

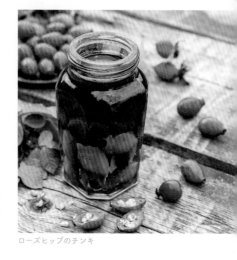

ローズヒップのチンキ

材料

乾燥させたハーブ…10g
アルコール度数40度以上のウォッカ（35度のホワイトリカーでも可）…100ml
煮沸消毒したふた付きのガラス容器
遮光瓶
茶こし（ガーゼやコーヒーフィルターでも可）

スポイト付きの遮光瓶に移すと使いやすい

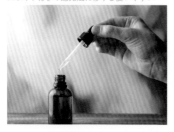

作り方

1. ガラス容器にハーブを入れ、ハーブが完全に漬かるようにウォッカを注ぎます。ハーブが漬からない場合はウォッカを継ぎ足してください。
2. ガラス容器のふたを閉め、冷暗所に2週間置きます。その間、成分を抽出しやすくするため、1日1回容器を振ってハーブとウォッカをなじませます。
3. 2週間経過したら茶こしを使ってハーブをこして、遮光瓶に移して完成です。冷暗所で約1年保存できます。

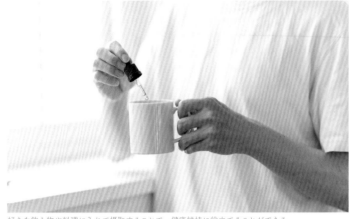
好きな飲み物や料理に入れて摂取することで、健康維持に役立てることができる

　チンキの最もポピュラーな使い方は、飲用です。10〜20滴のチンキを、100mlの水、お湯、ハーブティー、ジュースなどに混ぜて飲用します。チンキはアルコールに漬け込んで作るため、体内への吸収が早く、飲むことで薬理効果を実感しやすくなります。なお、妊娠中の方や子ども、ア

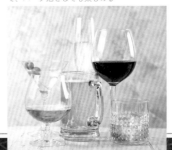
ワインやビールなどのさまざまなお酒で割って、ハーブ酒としても楽しめる

ルコールに弱い方は、チンキを混ぜた後に電子レンジで温めるなど、アルコール分をしっかり蒸発させてから飲用してください。また、体内にアルコール分が残る場合があるため、運転する前や運転中の飲用は避けてください。

　飲用以外にも、コップ一杯の水に3滴ほどのチンキを入れて、マウスウォッシュやうがい薬としても使用できます。また、お湯を張った浴槽に20〜50mlほどのチンキを入れて、入浴剤として使うこともできます。そのほか、精製水で10倍ほどに薄めることで、化粧水やヘアトニック、傷口の手当てや湿布など、幅広く活用することができます。

チンキはどのようなハーブでも作ることができます。お悩みに合うハーブを選んでみましょう。また、異なる効能のチンキを数種類作っておくと、目的に応じてブレンドできるのでおすすめです。いろいろなブレンドを試してみて、自分の使いやすいチンキを探してみるのも面白いかもしれません。下記は、体のさまざまなお悩み別におすすめのハーブの一例です。

冷え、疲労、首や肩の凝り、腰の疲れ	ローズマリー、ジャーマンカモミール
むくみ	ジュニパー、リンデン、ダンデライオン
便秘	ダンデライオン、ローズヒップ
乾燥肌	リンデン、ジャーマンカモミール、カレンデュラ
ニキビ	タイム、ラベンダー
傷	カレンデュラ、ラベンダー

ダンデライオンの根のチンキ。腸内環境を整え、むくみや便秘を解消する効果が期待されている

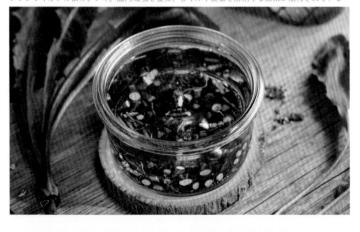

Chapter 4

健胃・整腸・デトックスに
最適なハーブ

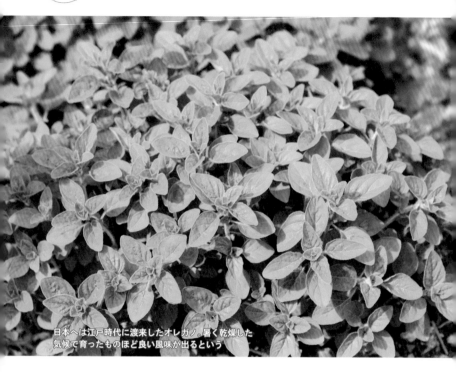

日本へは江戸時代に渡来したオレガノ。暑く乾燥した
気候で育ったものほど良い風味が出るという

消化促進に効果的な独特の香りを持つオレガノ

　清涼感のある香りを持ち、料理用ハーブとしてピザやパスタなど
イタリア料理には欠かせないオレガノ。原産地は地中海沿岸で、荒
れた野原や岩がちな土地に自生します。ギリシャ語で「山の喜び」を
意味する「Origanum」が属名の語源となっており、古くから地中海
地方の山地に住む人々に愛用されてきました。生の葉よりも乾燥さ
せた葉のほうが香りがよくなるため、ドライハーブはスパイスとし
ても利用されます。近縁種のマジョラム（P.18）とは姿、香りともに
似ていますが、オレガノのほうが香りが強く野性的です。

　オレガノは古代ギリシャ・ローマの時代から消化を助けてくれる

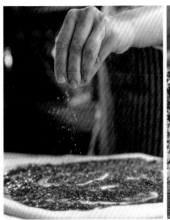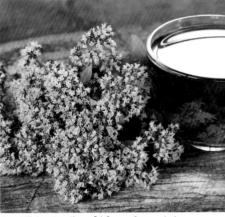

【左】イタリア料理をはじめ、さまざまな料理に活躍するオレガノ 【右】ハーブティーとオレガノの花。小花をたくさん咲かせ、ハナハッカという和名をもつように花も美しい

学名	*Origanum vulgare*
別名	ワイルドマジョラム、コモンマジョラム、ハナハッカ
分類	シソ科
原産地	地中海沿岸
使用部位	葉、茎、花
主な働き	抗菌作用、抗酸化作用、抗不安作用、鎮静作用、健胃作用、整腸作用、消化促進作用、安眠作用、防虫作用など

ハーブとして利用されてきた歴史があります。また、ローマ人はオレガノを幸福のシンボルと考え、結婚式では花嫁がオレガノの冠を身につける習慣があったといいます。中世では抗菌作用や防虫に優れたハーブとして、床に撒くストローイングハーブ*に利用されていました。

オレガノの香りのもととなる精油成分には、チモールやカルバクロールが含まれており、精神をリラックスさせ、ノイローゼや不安神経症、不眠などに効果的とされています。また、この成分には消化を助ける働きや抗菌作用、抗酸化作用を持つことも認められています。風邪のひき始めや疲れたとき、油っこい食事の後にはオレガノのハーブティーを飲むとよいでしょう。

＊ストローイングハーブ…防虫、殺菌のために床に撒くハーブのこと。ハーブを踏むことで芳香成分が揮発する

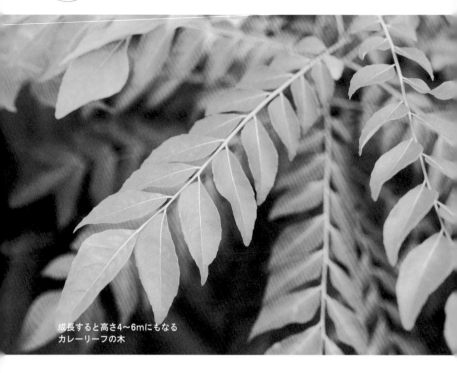

成長すると高さ4〜6mにもなる
カレーリーフの木

爽やかな柑橘とスパイシーな香りのカレーリーフ

　中国南部からインドシナ、インドに分布するミカン科の常緑樹カ
レーノキから採れるカレーリーフ。カレーと柑橘類を混ぜたような
スパイシーな香りが特徴で、南インドやスリランカではカレーやビ
リヤニなど、料理の香り付けに欠かせないハーブとして親しまれて
います。また、枝葉がよく茂るので生垣にも利用されています。新
鮮な葉が最も香り高いため、利用する際はその都度収穫されますが、
日本で流通しているカレーリーフはそのほとんどが乾燥している状
態のものなので香りは弱くなります。

　カレーリーフには、ビタミンAやカロテノイド、β-カロテン、カ

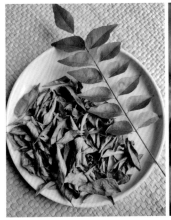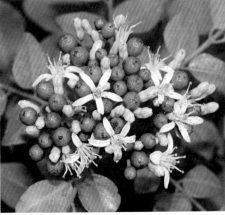

【左】乾燥させたカレーリーフ。スパイスとして料理の香り付けや煮込み料理などにも使える
【右】白くて小さな花を咲かせた後、熟すと黒くなる実を付ける

ルシウム、鉄などの栄養素が豊富に含まれており、アーユルヴェーダでは、下痢や嘔吐などの症状を抑えたり、消化を促進したりする目的で用いられてきました。現在は、血糖値を下げ、糖尿病の改善に役立つことも科学的に証明されています。

　一般的な利用方法は料理で、炒めて使うと香ばしい香りが立

学名	*Murraya koenigii*
別名	オオバゲッキツ、ナンヨウザンショウ
分類	ミカン科
原産地	インド、スリランカ
使用部位	葉、樹皮、根
主な働き	抗菌作用、強壮作用、健胃作用、消化促進作用、吐き気の緩和、血糖値の低下、抜け毛・白髪の防止など

ちます。ドライハーブは、ハーブティーとして飲むのがおすすめで、熱湯を注ぐだけで飲むことができ、独特の芳しい香りが楽しめます。また、葉をペースト状にしたものは、けがややけどなどに有効とされています。さらに、そのペーストをココナッツオイルに混ぜて加熱するとヘアパックとして使用でき、南インドでは抜け毛や白髪予防のためにこのパックが使われています。

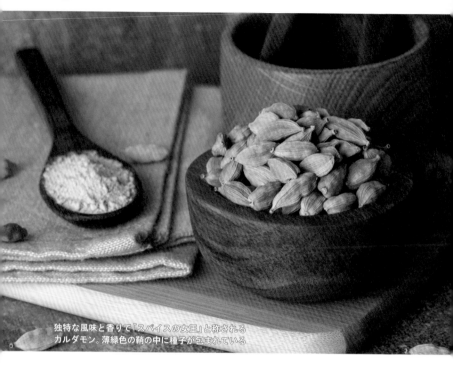

独特な風味と香りで「スパイスの女王」と称される
カルダモン。薄緑色の鞘の中に種子が包まれている

幅広い薬効で古くから重宝されてきた**カルダモン**

　カルダモンは、さまざまなショウガ科の植物から得られるスパイスで、最も多く流通しているのはショウズクという植物から採取された種子を乾燥させたものです。強く爽やかな香りとピリッとした辛みが特徴で、チャイやカレー料理などには欠かせません。また、サウジアラビアなど中近東では、ショウズクの鞘や種子を煮出したものをコーヒーに加えたカルダモンコーヒーが飲まれています。これは、カルダモンがコーヒーの害を取り除くと考えられたためでもあります。名前の由来は諸説ありますが、種子が心臓の形をしていることからラテン語で「心臓」を意味する「kardia」と「非の打ちどころ

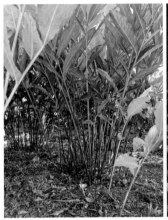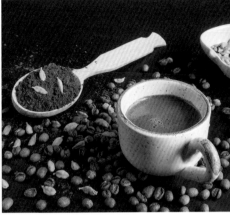

【左】南インドを原産とし、東南アジアの熱帯地域で栽培されているショウズク
【右】すっきりした清涼感と華やかな香りが楽しめるカルダモンコーヒー

がない」という意味の「amomum」が語源といわれています。

　カルダモンの歴史は古く、紀元前8世紀末、古代バビロニア王の庭園で栽培されていたと伝えられています。また、アーユルヴェーダでは循環器系や呼吸器系の薬として、チベット医学や中医学でも古くから生薬として使われてきたそうです。

　消化を促進する効果に優れており、胃を刺激することにより胃液の分泌を促します。消化器系のトラブルには、カルダモンとフェンネル（P.150）をブレンドしたハーブティーがおすすめです。また、カルダモンに含まれる成分シネオールには高い消臭効果があることから、北欧の国々では、食後やお酒を飲んだ後の口臭対策として、カルダモンをかむ風習があります。

学名	*Elettaria cardamomum*
別名	ショウズク
分類	ショウガ科
原産地	南インド
使用部位	種子
主な働き	抗菌作用、抗不安作用、発汗作用、健胃作用、消化器系の不調改善、消化促進作用、食欲増進作用、消臭作用など

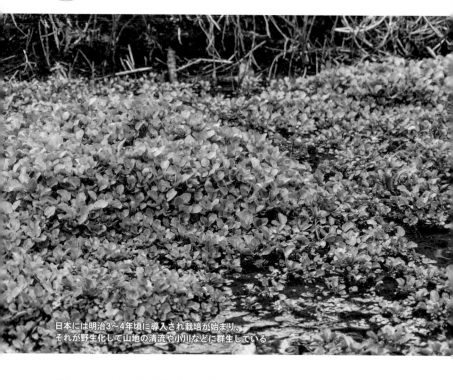

日本には明治3〜4年頃に導入され栽培が始まり、
それが野生化して山地の清流や小川などに群生している

脂っこい食事の消化を助ける**クレソン**

　ステーキの付け合わせとしておなじみのクレソンは、アブラナ科
の多年草でヨーロッパや中央アジアが原産の植物です。ピリッとし
た辛みと独特な香りが特徴で、水中または湿地に生育します。なお、
クレソンという呼び名はフランス語で、英語では「ウォータークレ
ス」、和名を「オランダガラシ」といいます。

　クレソンは、ヨーロッパと中央アジアで数千年前から栽培されて
きた歴史の古い植物で、「薬効がある」という意味の「officinale」が学
名に含まれるとおり、薬用野菜として使われてきました。紀元前400
年には、ギリシャの医師ヒポクラテスの病院で栽培され、去痰など

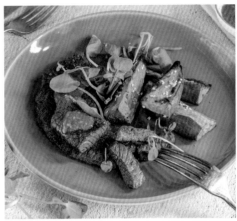
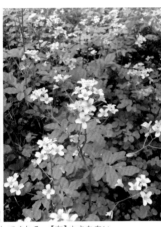

【左】ピリッとした辛みと特有の風味で、肉の脂っぽさを緩和してくれる　【右】小さな白い花を咲かせるクレソン。花も食べることができる

に用いられていたそうです。そのほか、世界各地で健胃や血液浄化、強壮、解毒、解熱、利尿などの民間薬として利用されてきました。

　辛みのもとは、ワサビや大根などにも含まれるシニグリンという抗酸化成分で、消化吸収を促し、胃もたれの解消や食欲を増進させる作用があります。栄養面では、カルシウムや鉄、亜鉛、カリウムなどのミネラル類やビタミンCやβ-カロテン、葉酸などのビタミン類が豊富に含まれています。特に、β-カロテンは緑黄色野菜の中でもトップクラスの含有量を誇り、体内でビタミンAに変換されると、皮膚や粘膜の健康を維持するのに役立ちます。これらの成分は、水に溶けやすい性質を持つものが多いため、ゆでたり煮込んだりせず、生のまま食べるとよいでしょう。

学名	*Nasturtium officinale*
別名	ウォータークレス、オランダガラシ、ミズガラシ
分類	アブラナ科
原産地	ヨーロッパ、中央アジア
使用部位	葉、茎
主な働き	解熱作用、解毒作用、去痰作用、血液浄化作用、強壮作用、健胃作用、食欲増進作用、消化促進作用、利尿作用、粘膜の保護など

127

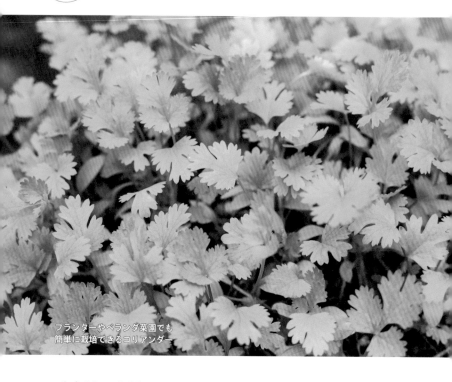

プランターやベランダ菜園でも
簡単に栽培できるコリアンダー

香辛料や食材としても活用されるコリアンダー

　独特な香りから好き嫌いが分かれるコリアンダー。南ヨーロッパから地中海沿岸を原産とするセリ科の植物で、一般には果実を乾燥させスパイスとして使うものを「コリアンダー」、生食する葉部は「パクチー」と呼びます。種子は「コリアンダーシード」とも呼ばれ、柑橘類のような爽やかさとスパイシーな香りを持ち合わせており、肉料理や豆料理など世界中でさまざまな料理に使われています。

　コリアンダーは最も古くから栽培されてきた植物の一つで、古代エジプトでは薬や料理に使われていたといわれています。古代ローマでは、薬草として傷や関節痛、やけどなどの治療に用いられ、ま

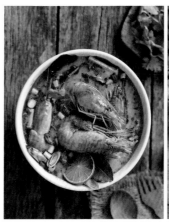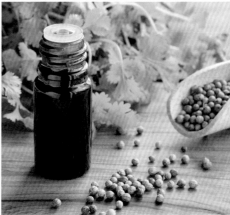

【左】パクチーがトッピングされたトムヤムクン。世界三大スープの一つとされている
【右】コリアンダーの精油。やや甘くスパイシーな香りは、やる気や集中力を高めてくれる

た中国では、消化器系のトラブルの薬として使われてきました。しかし、中世ヨーロッパの修道院では、同じセリ科のドクニンジンと間違えられたことから、コリアンダーを大量に摂取すると死に至るとされていました。

種子に含まれる精油成分は、胃液の分泌を促し、消化促進や整腸作用などが期待できます。

学名	*Coriandrum sativum*
別名	パクチー、シャンツァイ、コエンドロ
分類	セリ科
原産地	南ヨーロッパ～地中海沿岸
使用部位	葉、茎、種子
主な働き	鎮痛作用、鎮静作用、健胃作用、整腸作用、消化促進作用、食欲増進作用、創傷治癒作用など

食べ過ぎや油っこい食事のあとの胃もたれには、コリアンダーとフェンネル（P.150）をブレンドしたハーブティーがおすすめです。お腹の張りや膨満感には、希釈した精油でお腹を時計回りにやさしくマッサージするとよいでしょう。芳香成分リナロールが含まれていることから、鎮静作用が働き、神経疲労の回復やリフレッシュにも役立ちます。

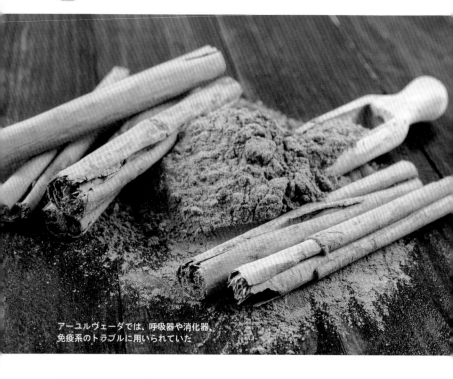

アーユルヴェーダでは、呼吸器や消化器、免疫系のトラブルに用いられていた

体を温め、胃痛や消化促進に効果的なシナモン

　甘くスパイシーな香りがすることから、コーヒーやお菓子などの香り付けとして親しまれているシナモンは、南インド・スリランカ原産のセイロンシナモンと、中国・インドシナが原産のシナニッケイに大別されます。セイロンシナモンの学名「verum」は「真実の」という意味で、本来シナモンといえばセイロンシナモンを指し、シナニッケイと比較すると繊細で上品な香りがします。なお、シナモンによく似たニッキというスパイスがありますが、これはニッケイという日本原産の植物の根の皮から作られたものです。

　古代からシナモンには、防虫や防腐効果があることで知られ、エ

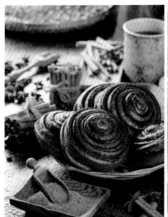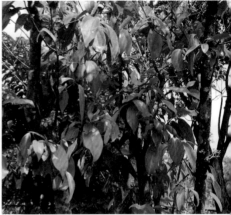

【左】スウェーデン発祥とされるシナモンの風味が特徴的なシナモンロール　【右】高さ10〜15mにもなるセイロンニッケイの木。葉は濃い緑色で光沢があり観葉植物としても人気

学名	*Cinnamomum verum* セイロンニッケイ *Cinnamomum cassia* シナニッケイ
分類	クスノキ科
原産地	南インド、スリランカ、中国、インドシナ
使用部位	樹皮、葉
主な働き	鎮痛作用、発汗作用、健胃作用、血行促進作用、防虫作用、防腐作用など

ジプトではミイラを作る際に使われていました。また、エキゾチックな香りは人々を魅了し、深い愛情を示す贈り物として王族や貴族に重宝されたといいます。中国では2世紀頃の薬学書にシナモンの樹皮を使った生薬「桂皮」が掲載されており、体を温め、発汗や血行を促進する目的で利用されてきました。

シナモンは芳香性健胃薬*としての作用があり、多くの胃腸薬に配合されています。食欲不振や胃もたれ、胃の痛みなどの症状があるときは、ホットミルクにシナモンを加えて飲むとよいでしょう。また、香り成分であるシンナムアルデヒドには、毛細血管の修復を促進する働きがあり、動脈硬化や糖尿病合併症など、生活習慣病の予防に役立つと考えられています。

＊芳香性健胃薬…独特の芳香によって胃液の分泌を促し、胃の機能を促進させる作用のある生薬のこと

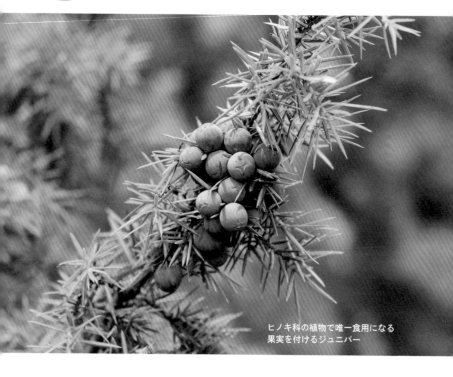

ヒノキ科の植物で唯一食用になる
果実を付けるジュニパー

利尿作用と解毒作用に優れたジュニパー

　ジュニパーは北半球の広域に分布するヒノキ科の針葉樹で、樹齢
が長いため古くから長寿の象徴とされています。木の幹や枝はヒノ
キに似た爽やかな香りを放ち、北欧ではバターナイフやスプーンな
どに加工されます。果実は「ジュニパーベリー」と呼ばれ、ライムに
似た香りを持つことから、蒸留酒ジンの香り付けや肉料理の臭み消
しに利用されますが、実が熟して黒茶色になるまで2～3年は要す
るため収穫は容易ではありません。

　昔から浄化や魔よけの力があると信じられていたジュニパーは、
各地の宗教的儀式において重要視されてきました。人々はその浄化

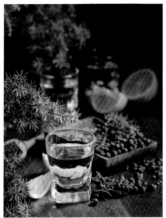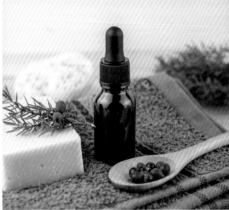

【左】ジンのカクテル。ジンは1660年にオランダで薬用酒として誕生したとされる
【右】ジュニパーベリーの精油。爽やかなウッディ調の香りは気分をリフレッシュしてくれる

作用を利用し、解毒剤や消毒薬、伝染病の予防など、さまざまな毒素から体を守るハーブとしてジュニパーを利用したそうです。また、利尿作用も古くから知られ、紀元前16世紀のエジプトでは排尿困難など泌尿器系のトラブルに使われていたといいます。

　老廃物や毒素を排出する作用が期待できるため、ダイエットやむくみ解消、デトックスに効果的とされています。また、タンニンやフラボノイドなど抗酸化作用を持つポリフェノール類も含まれているので、コレステロールの酸化を防ぎ、動脈硬化などの生活習慣病予防も期待できます。さらに、タンニンには毛穴を引き締める効果や皮膚を保護する効果もあるので、顔のパックや入浴剤など、美容目的での使用もおすすめです。

学名	*Juniperus communis*
別名	ワコルダー、セイヨウネズ、セイヨウビャクシン
分類	クスノキ科
原産地	北ヨーロッパ
使用部位	果実
主な働き	デトックス効果、抗酸化作用、解毒作用、消化促進、利尿作用、泌尿器系のトラブル改善、収れん作用、保湿作用、消臭作用など

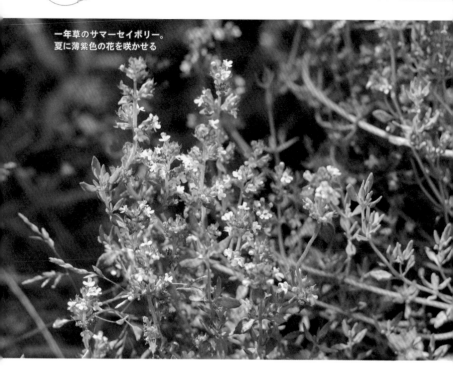

一年草のサマーセイボリー。
夏に薄紫色の花を咲かせる

独特な芳香とコショウに似た辛味のセイボリー

　セイボリーはタイム（P.98）やハッカに似た香りのハーブで、豆との相性が良いことから「豆のハーブ」とも呼ばれています。30種ほどの品種があり、一般にセイボリーといえばサマーセイボリーのことを指します。学名に「Satureja」と名付けたのは1世紀の古代ローマの作家プリニウスで、このハーブには催淫作用があると信じられていたため、ギリシャ神話に登場する半人半獣の好色な精霊サテュロス（Satyrs）にちなんで名付けたといわれています。

　葉はコショウに似た風味があることから、古代ローマではスパイスとして肉料理に使われていました。また、コショウが貴重だった

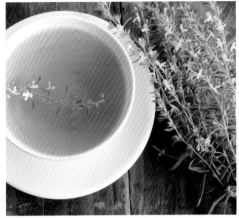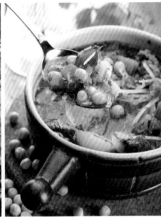

【左】スパイシーで後味はすっきりと爽やかなハーブティー　【右】イギリスやフランスなどの西ヨーロッパでは、豆類を煮て食べる料理がとても多い

時代は、その代用として利用されていたため「ペッパー・ハーブ」とも呼ばれていたそうです。17世紀のイギリスのハーブ療法士ニコラス・カルペパーは、セイボリーでシロップを作り、咳止めや去痰に効く薬として利用していたといいます。

　「豆のハーブ」と呼ばれるようになった理由は、豆料理に使うと腸内ガスの発生を抑制するという説があるため。セイボリーには腸内ガスの排出を促し、腹部膨満感を解消する作用があると考えられています。消化促進や整腸作用もあるとされ、消化不良や胃腸の不調には食後にセイボリーのハーブティーを飲むと効果的です。さらに、芳香成分であるカルバクロールやチモールが、血行不良による冷え性や肩凝りの改善にも役立ちます。

学名	*Satureja hortensis*
別名	セボリー、サマーセイボリー、キダチハッカ
分類	シソ科
原産地	地中海沿岸
使用部位	花、茎、葉
主な働き	鎮咳作用、去痰作用、発汗作用、健胃作用、消化促進作用、整腸作用、駆風作用、血行促進作用など

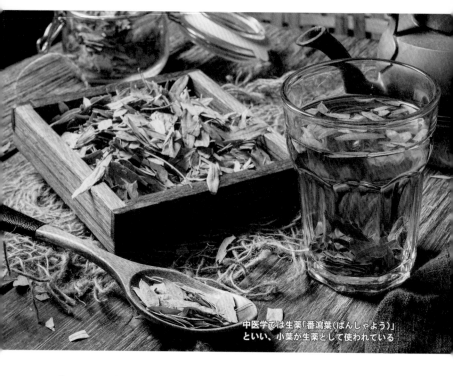

中医学では生薬「番瀉葉(ばんしゃよう)」
といい、小葉が生薬として使われている

古くから便秘薬として使用されてきたセンナ

　便秘薬として知られるセンナは、アラビアからインドにかけて分布するマメ科の低木で黄色い花を咲かせます。収穫は年に2回行われ、実と葉は乾燥させてから粉末にしたものを薬として利用します。日本薬局方では生薬「センナ」の基原植物[*]として、アフリカ原産の「アレクサンドリアセンナ」とインドのチンネベリー地方で栽培される「チンネベリセンナ」の2種類が認められています。なお、湿度を極端に嫌うため国内での栽培は難しく、日本にはチンネベリセンナが多く輸入されています。

　紀元前1550年頃にエジプトで書かれた医学書『エーベルス・パピ

*基原植物…生薬のもととなる植物とその薬用部位を表す

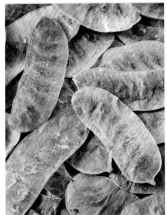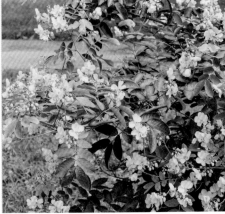

【左】乾燥させた果実。欧米では、日本と薬用部位が異なり主に果実が緩下薬として使われている　【右】鮮やかな黄色の花を咲かせるセンナ。高温、乾燥、強日射を好む

ルス』に下剤として紹介されるほど古い歴史を持ち、古代ギリシャの医師たちは、体にたまった毒素を排出する緩下作用を高く評価していました。ヨーロッパへは11世紀頃にアラビアの医師によって紹介され、その後オランダを経て、日本へ伝来したとされています。

学名	*Cassia acutifolia Delile* アレクサンドリアセンナ *Cassia angustifolia Vahl* チンネベリセンナ
分類	マメ科
原産地	エジプト、スーダン
使用部位	葉、茎、果実
主な働き	解毒作用、整腸作用、緩下作用、利尿作用、美肌効果など

　有効成分はセンノサイドで、腸内細菌による代謝を受け、腸のぜん動運動を促す効果があります。現在、欧米ではお茶やシロップなどの形で幅広く流通していますが、効果が強いことから日本では医薬品として扱われています。一方、茎を使ったセンナ茶にセンノシドは含まれておらず、健康食品として扱われています。こちらには穏やかな緩下作用を持つアントラキノン誘導体が含まれているので、適量を守れば便秘解消に役立ちます。

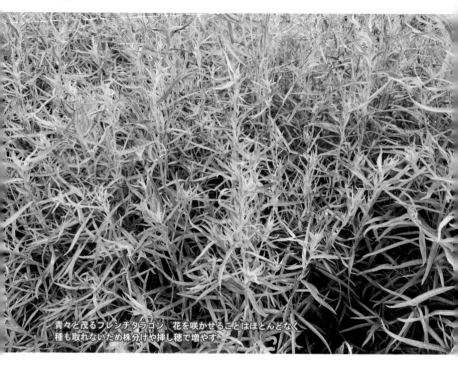

青々と茂るフレンチタラゴン。花を咲かせることはほとんどなく
種も取れないため株分けや挿し穂で増やす

体内の浄化、デトックス効果が期待できるタラゴン

　フランス料理では定番のハーブの一つで、特にエスカルゴ料理の
風味付けには欠かせないタラゴン。細長く尖った葉が特徴で、独特
の甘い香りと爽やかな風味があります。タラゴンという名前は、葉
がドラゴンの牙に似ていることから「小さいドラゴン」を意味するフ
ランス語「estragon」が由来という説と、根がとぐろを巻いたヘビの
ように見えることから「ヘビ」を意味するギリシャ語「drakon」が由
来という説があります。

　タラゴンは、古くから薬草として栽培され、古代ギリシャの時代
にはヘビのかみ傷や虫刺されなどの解毒や鎮痛剤として用いられて

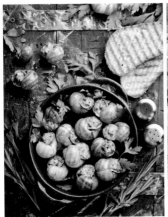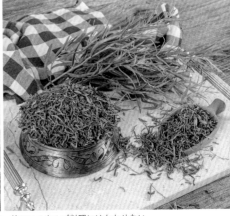

【左】フランス料理ではおなじみのハーブで、特にエスカルゴ料理にはかかせない
【右】入手しやすいドライタラゴンは、スパイスとして利用するほかハーブティーもおすすめ

学名	*Artemisia dracunculus*
別名	エストラゴン、ホソバアオヨモギ
分類	キク科
原産地	中央アジア、シベリア
使用部位	葉
主な働き	解毒作用、消臭作用、鎮痛作用、健胃作用、整腸作用、消化促進作用、食欲増進作用、通経作用、弛緩作用、安眠作用など

いたといいます。また、13世紀のアラブの医師イブン・バイタールは口臭予防や安眠に効果があるとし、17世紀のイギリスのハーブ療法士ニコラス・カルペパーは月経にまつわる症状を和らげる薬として利用していました。なお、タラゴンが料理に使われるようになったのは中世以降といわれています。

主成分は香りのもとであるエストラゴールで、消化器を刺激する作用があるとされ、食欲増進や消化を促進する効果が期待できます。また、筋肉の緊張を和らげる働きがあるといわれており、肩や首の筋肉の緊張から起こる頭痛の軽減にも役立つとされています。デスクワークなど、長時間同じ姿勢でいることが多い方はタラゴンのハーブティーがおすすめです。

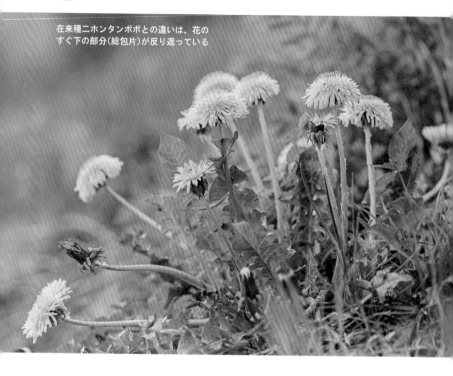

在来種ニホンタンポポとの違いは、花のすぐ下の部分(総包片)が反り返っている

「おねしょのハーブ」と呼ばれるダンデライオン

　日本では「セイヨウタンポポ」の名でおなじみのダンデライオンは、ヨーロッパ原産のキク科の植物で、アメリカ経由で日本に入ってきた帰化植物です。葉の形がライオンの歯に似ていることから、フランス語で「ライオンの歯」を意味する言葉が名前の由来です。日本では野草や雑草扱いにされていますが、ヨーロッパでは古くから食材として親しまれてきた植物で、葉は生のままサラダで食べたりゆでて料理に使っています。また、ノンカフェインコーヒーの代用品や健康茶としても親しまれています。

　別名「おねしょのハーブ」とも呼ばれるほど利尿作用に優れてお

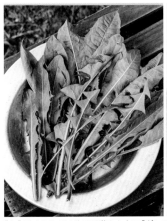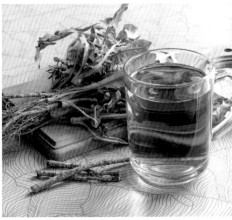

【左】アメリカでは他の野菜とともに「ダンデライオングリーン」としてスーパーに並ぶ
【右】ハーブティーは乾燥や焙煎で味が変わり、コーヒーやゴボウの風味などと表現される

り、その薬効は古くから知られていました。また、アーユルヴェーダでは、リウマチや肝臓、胆のうの不調などにも効果的とされ、イスラム文化圏のユナニ医学や、中医学、北米の先住民の民間医療では、肝炎や気管支炎の治療にも使われてきました。

　全草が薬用に使われ、葉と茎に含まれる苦味成分のタラキサシン、カリウム、ナトリウム、ビタミン類などの成分が血液の循環を良くし、消化不良を改善します。根はさらに水溶性食物繊維のイヌリンや脂肪酸を含み、健胃作用や腸内環境を整える働きが期待されます。花粉症や鼻炎など、アレルギー症状の緩和にも効果的で、春先に集中的に摂取して体質改善をはかる「春季療法」にはネトル（P.100）とともに欠かせないハーブとされています。

学名	*Taraxacum officinale*
別名	セイヨウタンポポ
分類	キク科
原産地	ヨーロッパ
使用部位	花、葉、茎、根
主な働き	抗アレルギー作用、健胃作用、整腸作用、消化不良の改善、利尿作用、血行促進作用など

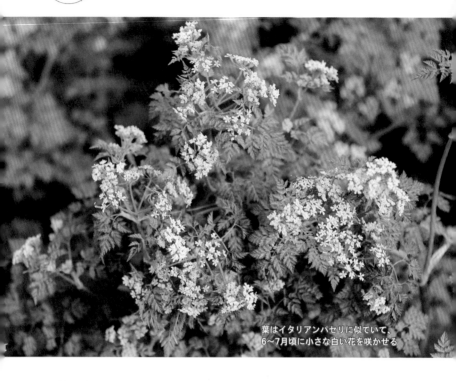

葉はイタリアンパセリに似ていて、
6〜7月頃に小さな白い花を咲かせる

「希望のハーブ」として親しまれている**チャービル**

　チャービルは、爽やかな香りとほのかな甘みを持つセリ科の植物で、フランス語の「セルフィーユ」の名でも知られます。その見た目や繊細な風味から「美食家のパセリ」とも呼ばれ、肉・魚・卵料理など幅広い料理の風味付けのほか、デザートやケーキなどの装飾に多用されます。チャービルという名前は、「喜びの葉」という意味を持つラテン語が語源となっており、栄養豊富で容易に育つことから名付けられたと考えられます。

　古代ローマ時代には食用のほか、利尿剤やしゃっくり止めとして利用され、その後ローマ人によって北ヨーロッパへと伝わりました。

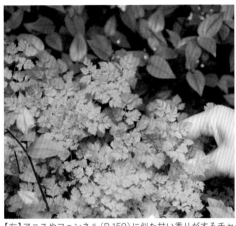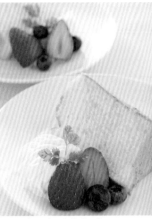

【左】アニスやフェンネル（P.150）に似た甘い香りがするチャービル。初心者でも簡単に栽培できる　【右】レースのような繊細な葉は、ケーキの飾りにも使われている

　中世ヨーロッパでは、キリスト教徒の間で「希望のハーブ」として体を浄化する力があると信じられていたそうです。17世紀のハーブ療法士ニコラス・カルペパーは、胃を温める作用があり、消化不良や月経痛を和らげると考えていました。

　チャービルはビタミンやミネラルが豊富で、特にカロテン、B群、C、鉄を多く含んでいます。また、甘い芳香成分アネトールは胃腸機能を活発化させる働きがあるといわれており、消化不良や胃もたれ、腹部膨満感などの改善に役立つとされています。さらに利尿、発汗作用も期待できます。現在のハーブ療法ではあまり使われないハーブですが、料理に添えれば消化を促すことができるので、取り入れてみてはいかがでしょうか。

学名	***Anthriscus cerefolium***
別名	フレンチパセリ、セルフィーユ、ウイキョウゼリ
分類	セリ科
原産地	ヨーロッパ東南部、西アジア
使用部位	葉
主な働き	抗菌作用、解毒作用、発汗作用、浄化作用、消化促進作用、駆風作用、血行促進作用、利尿作用など

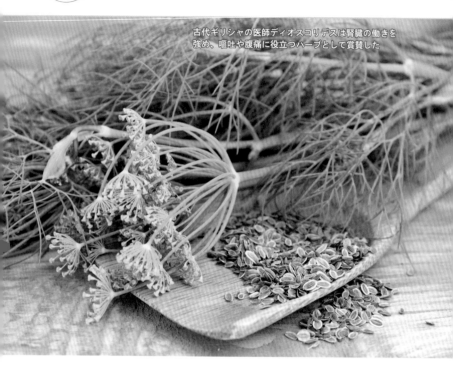

古代ギリシャの医師ディオスコリデスは腎臓の働きを強め、嘔吐や腹痛に役立つハーブとして賞賛した

中世の修道院で幅広い症状に用いられてきたディル

「魚のハーブ」ともいわれるほど、魚料理との相性が良いことで知られるディルは、中央アジア原産のセリ科のハーブです。爽やかな芳香とほろ苦さが特徴で、香りがキャラウェイによく似ていることからキャラウェイの代用品としても使われます。名前の語源は、「鎮める」を意味する古代ノルウェー語または古代スカンジナビア語の「dilla」で、ディルの持つ鎮静作用にちなんだものといわれています。なお、和名の「イノンド」は、スペイン語名の「eneldo（イネルド）」が転じてイノンドになったといわれています。

ディルは人との関わりが最も古いハーブの一つで、5000年以上も

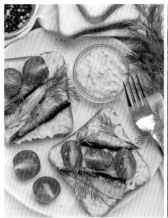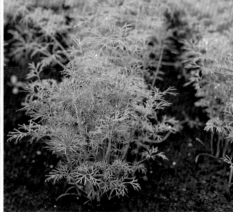

【左】魚と相性抜群のディルをトッピングしたオープンサンド　【右】フェンネル（P.150）によく似た見た目をしているディル。フェンネルは根元がセロリのように肥大する

前から既に鎮静効果のあるハーブとして知られていました。ヨーロッパでは、子どもの夜泣きや不眠に種を煎じたものを飲用したり葉茎をすりつぶしたものを胸に塗っていたといわれています。また、民間信仰では呪いや魔力を追い払う力があると信じられていました。

学名	*Anethum graveolens*
別名	イノンド、ジラ
分類	セリ科
原産地	中央アジア
使用部位	葉、茎、種子
主な働き	抗不安作用、鎮静作用、消化不良の改善、消化器系の不調改善、駆風作用、安眠作用など

　全草に含まれる精油成分カルボンには消化酵素の働きを助ける作用があるといわれ、消化不良や腹部膨満感など、消化器官の症状緩和に役立ちます。漢方ではディルは駆風剤を意味する「蒔蘿」と呼ばれ、子どもの食べ過ぎに用いられます。また、清涼感のある香りは緊張や不安を和らげる作用が期待でき、ドライハーブを枕カバーの中に入れれば安眠枕としても利用できます。その際、葉よりも種子のほうが香りが長く続きます。

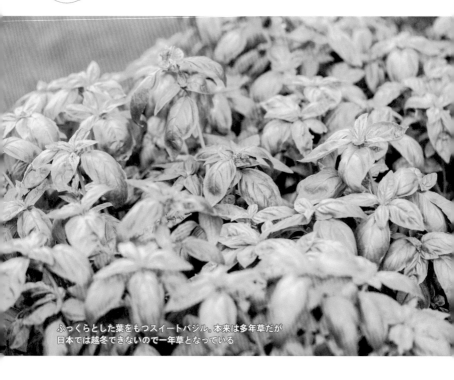

ふっくらとした葉をもつスイートバジル。本来は多年草だが
日本では越冬できないので一年草となっている

世界中で愛される「王様の薬草」、バジル

　料理に幅広く利用できる人気のハーブ、バジルはシソ科の一年草
で、150種類以上もの品種があります。中でも最もポピュラーな品
種がスイートバジルで、甘く爽やかで深みのある香りが特徴です。バ
ジルの語源はギリシャ語で「王」を意味する「Basileus」から派生した
といわれ、「ハーブの王様」とも呼ばれます。日本では、目のゴミを
取り去り、眼病の治療に利用されたことから「目箒」という和名が付
いたようです。

　インドでは何千年も前から聖なる植物として用いられ、ペルシャ
を経てエジプトやギリシャ、ローマへと伝わりました。これらの国

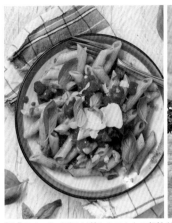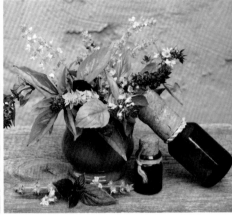

【左】スイートバジルは特にトマトとの相性が良く、イタリア料理には欠かせない
【右】甘さを感じる爽やかなバジルの香りは、頭をすっきりさせ集中力を高めてくれる

学名	***Ocimum basilicum***
別名	バジリコ、メボウキ
分類	シソ科
原産地	インド、熱帯アジア
使用部位	葉
主な働き	抗菌作用、強壮作用、鎮静作用、鎮痛作用、鎮痙作用、健胃作用、消化器系の不調改善、消化促進作用、駆風作用など

々ではバジルは悪魔など邪悪なものに対抗するハーブとされ、古代エジプトでは強力なヒーリング効果を期待してバジルで冠を編んでいたそうです。イギリスには16世紀、アメリカには17世紀に伝えられ、日本には江戸時代に中国から漢方として渡来しました。

バジルには胃腸の機能を整える効果があるといわれ、胃もたれや胸やけ、消化不良や腹痛、腹部膨満感などの改善に有効とされています。さらに香り成分のリナロールには不安や緊張、イライラなど精神的な症状を和らげる効果もあるので、ストレス性の胃痛や胃酸過多、食欲不振の改善にも役立つとされています。料理にはもちろん、ハーブティーや入浴剤、芳香剤として香りを生活に取り入れてみるのもおすすめです。

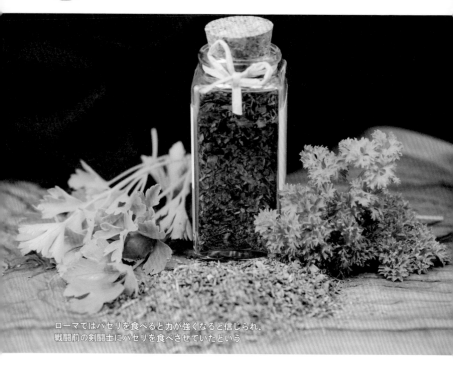

ローマではパセリを食べると力が強くなると信じられ、
戦闘前の剣闘士にパセリを食べさせていたという

優れた利尿作用で薬草として重宝されてきたパセリ

　鮮やかな緑色と独特の香りが特徴のパセリは、地中海沿岸が原産
のセリ科植物。ヨーロッパでは、一般的にイタリアンパセリのよう
に葉が平らな平葉種が知られていますが、日本では葉が縮れたカー
リーパセリが一般的です。この縮れは品種改良によるもので、縮葉
種のほうが香りが強く、歯ごたえがあるという違いがあります。その
ほか、ニンジンのような太い根を持つルートパセリなどがあります。

　パセリは、古代ギリシャ・ローマの時代から栽培され、食用や薬
用に利用されてきました。古代ギリシャの医師ディオスコリデスは、
利尿や通経、駆風のほか、腎臓や膀胱の痛みに有効な薬草として使

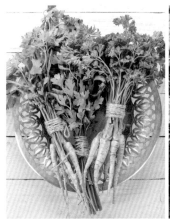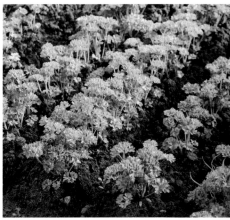

【左】白いニンジンのようなルートパセリ。ヨーロッパでは馴染みのある野菜で、サラダやソテーなどで食べられている　【右】モスカール種とも呼ばれるカーリーパセリ

用していたそうです。12世紀半ばのヨーロッパでは、これらの適応症に加え、肝臓のトラブルや皮膚病などにも効果的とされました。日本には18世紀頃にオランダより伝わりました。

　使用部位の根と葉には、ピネンやアピオールという精油成分が含まれ、胃に適度な刺激を与えて消化を助けたり、腸内細菌の繁殖を抑えたりする働きがあるとされています。また、優れた利尿作用もあるので、むくみの解消や高血圧の予防にも効果的です。さらに、ビタミンC、K、β-カロテンなど抗酸化作用を持つ成分を豊富に含むことから、動脈硬化など生活習慣病の予防のほか、美肌や老化予防にも役立ちます。ただし、過剰摂取すると子宮収縮を引き起こす可能性があるので、妊娠中の方は控えましょう。

学名	*Petroselinum crispum*
別名	オランダセリ、オランダミツバ
分類	セリ科
原産地	地中海沿岸
使用部位	葉、茎
主な働き	抗酸化作用、健胃作用、整腸作用、利尿作用、美肌効果、老化の防止など

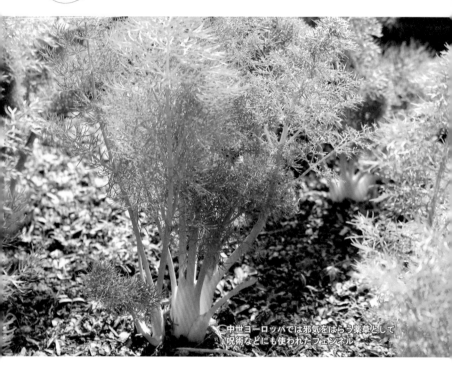

中世ヨーロッパでは邪気をはらう薬草として
呪術などにも使われたフェンネル

多くの薬効を持つ、個性的な香りのフェンネル

　最古の作物の一つといわれる地中海沿岸原産の植物で、現在は世界各地の温暖な地域で栽培されています。葉は羽のように細く軽やかで、夏に黄色い小花を咲かせます。全草にアニスに似た甘くスパイシーな芳香があり、特に香りの強い種子はスパイスとして魚料理やピクルスのほか、お菓子の香り付けとして用いられます。

　ギリシャ神話やローマ神話にも登場するほど古い歴史を持つフェンネルは、古代から人々の生活に欠かせないハーブでした。ヨーロッパへはローマ軍の遠征によってもたらされ、中世には消化を促したり、口臭の予防、眼精疲労に効果的なハーブとして広まりました。

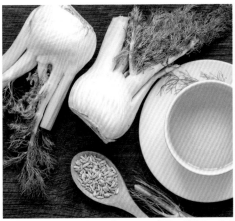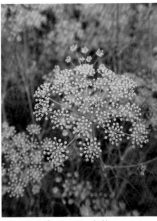

【左】種子はスパイスやハーブティーに、根元の鱗茎はスライスしてサラダにしたり、加熱すればスープやパスタなどに使える　【右】可愛らしい黄色の花を咲かせるフェンネル

また、中国にも古い時代に伝えられ、ブレンドスパイスの五香の原料や漢方の生薬「茴香」として、胃痛や胸やけ、食欲不振などの症状に用いられています。

　フェンネルの甘い香りは、アネトールという精油成分によるもので、胃腸を刺激し消化機能を活発化させる働きがあることから、健胃剤などに配合されています。また、アネトールにはエストロゲン様作用があり、月経困難症や更年期障害など女性特有の症状の緩和にも効果が期待できます。単独でハーブティーにすると香りが強いため、レモングラス（P.156）などとブレンドすると飲みやすくなります。また、ハーブティーをマウスウォッシュとして利用すると、口臭予防になるのでおすすめです。

学名	*Foeniculum vulgare*
別名	フヌイユ、フィノッキオ、ウイキョウ
分類	セリ科
原産地	地中海沿岸
使用部位	花、葉、茎、種子
主な働き	健胃作用、整腸作用、消化促進作用、駆風作用、エストロゲン様作用、血行促進作用、消臭作用など

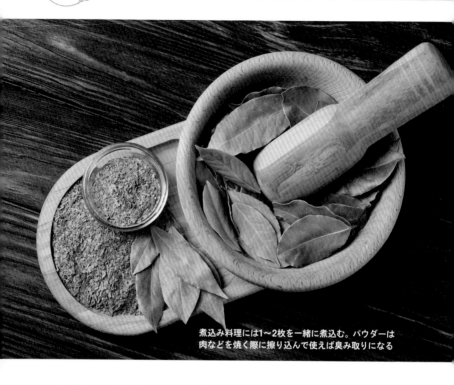

煮込み料理には1〜2枚を一緒に煮込む。パウダーは
肉などを焼く際に擦り込んで使えば臭み取りになる

古代から勝利と平和の象徴とされてきたローレル

　槍のような形をした光沢のある葉と上品で清々しい芳香が特徴の
ローレル。学名の「laurus」はラテン語で「賞賛する」、「nobilis」は「名
高い」という意味があり、古くから勝利と栄誉の象徴とされてきま
した。葉を乾燥させたものは「ローリエ」として流通し、煮込み料理
に入れると食材の臭みを消し、風味が豊かになります。また、実か
ら抽出される精油はアロマテラピーに利用され、リラックス効果が
あるとされています。枝葉がよく茂ることから樹形を整えやすく、庭
木や公園樹としても親しまれています。

　古代ギリシャ・ローマの時代から栽培され、葉と実は万能薬とさ

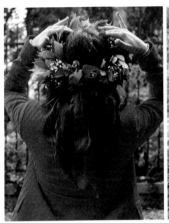 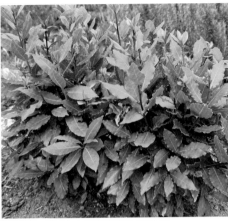

【左】古代ギリシアの祭典では、勝者にゲッケイジュで作られた月桂冠が贈られていた
【右】日本には、日露戦争の戦勝記念として日比谷公園に植栽され各地に広まったとされる

れていました。また、「予見のハーブ」とも呼ばれ、予知夢を見るためにローレルの葉を枕の下に敷いて眠る習慣もあったといいます。戦いの勝者や英雄にローレルの王冠（月桂冠）を捧げる風習は、この時代に生まれたものといわれています。

学名	*Laurus nobilis*
別名	ベイリーブス、ローリエ、ゲッケイジュ
分類	クスノキ科
原産地	地中海沿岸
使用部位	葉
主な働き	鎮静作用、消化促進作用、食欲増進作用、血行促進作用、弛緩作用、疲労回復作用、消臭作用など

　葉にはシネオールとゲラニオールという香り成分が含まれており、消化を促進し、食欲を増進させる効果があるとされています。また、血行を良くする効果もあり、冷え性はもちろん、肩凝りや腹痛など、冷えからくるトラブルの解消に役立ちます。ローレルは、料理に活用するだけでなく、葉を煎じてお茶として飲用することもできます。葉を大量に収穫した場合は、ハーバルバスにすると疲労回復やリラックス効果が期待できるでしょう。

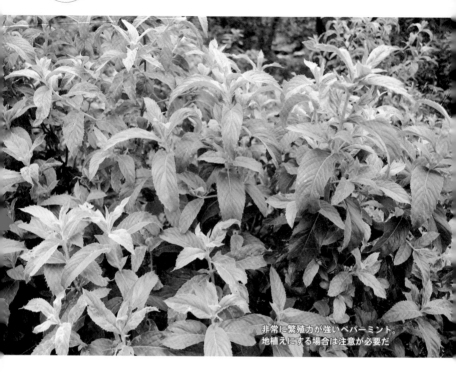

非常に繁殖力が強いペパーミント。
地植えにする場合は注意が必要だ

メントールの働きで消化を促すペパーミント

　すっと鼻に抜けるような清涼感のある香りが特徴で、食品や口腔ケア、化粧品など、一般的な香味料として身近なものに多用されるペパーミント。ミントの仲間は600種以上にも及びますが、ペパーミントはウォーターミントとスペアミントが自然交配で生まれたもので、湿った土壌を好むことから雨の多いイギリス産のペパーミントが最も高品質であるといわれています。

　ペパーミントは、紀元前1550年頃に書かれた古代エジプトの医学書『エーベルス・パピルス』に胃痛や駆風、けいれん、腹部膨満感を和らげるハーブとして記載されています。その後、古代ギリシャ・

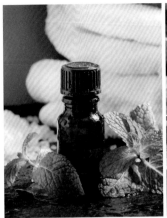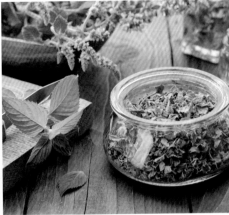

【左】強い清涼感のある香りは、嗅ぐだけで体感温度が下がるとされ暑さ対策にもおすすめ
【右】ハーブティーのほか、料理やデザート作りにも手軽に利用できるドライハーブ

学名	*Mentha × piperita*
別名	セイヨウハッカ、コショウハッカ
分類	シソ科
原産地	ヨーロッパ
使用部位	葉
主な働き	鎮咳作用、鎮痙作用、消化器系の不調改善、消化促進作用、駆風作用、消臭作用、集中力の向上など

ローマにも伝えられると、ペパーミントの持つ優れた消化促進作用と治癒力は広く知られるようになりました。中世ヨーロッパでは修道院などで栽培され、これまでの活用法のほか、歯みがきや口臭予防にも利用されるようになりました。

　現在でも、ハーブ療法などで消化器系の不調があるときに取り入れられており、胃のむかつきや消化不良、過敏性腸症候群の改善に有効とされています。また、ペパーミントに含まれる香り成分メントールを吸引することで、風邪などによる喉の痛みや咳の緩和にも役立ちます。この香りは気分をリフレッシュさせる作用に優れており、勉強や仕事の合間にペパーミントのハーブティーを飲むことで、集中力を高める効果が期待できます。

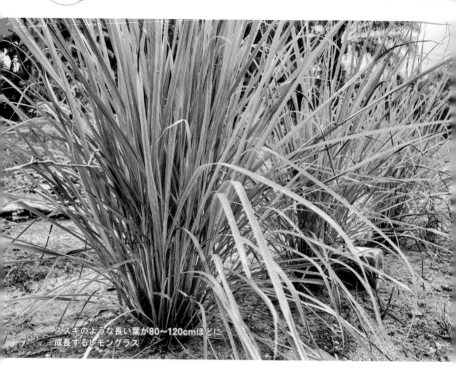

ススキのような長い葉が80〜120cmほどに
成長するレモングラス

不安を鎮め、胃腸の働きを助ける**レモングラス**

　その姿はイネやススキに似ていますが、レモンのようなフレッシュで爽やかな香りを持つレモングラス。高温多湿の環境でよく育ち、熱帯アジアでは重要なキッチンハーブです。特にタイでは、トムヤムクンやカレーの味付けに欠かせません。レモングラスには、西インド種と東インド種の2種類があり、どちらも同じような香りがしますが、西インド種のほうが香りが強く、料理やハーブティーに適しているといわれています。

　数千年前から栽培され、アーユルヴェーダやユナニ医学では感染症や解熱に効く薬草として、中医学では胃痛や消化不良、お腹の張

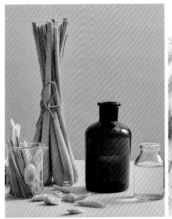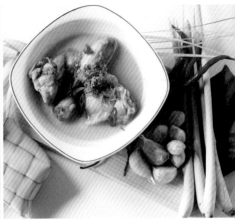

【左】レモンよりも強い香りを放つレモングラスの精油 【右】インドネシア料理のオポール アヤム。レモングラスなどさまざまなスパイスとココナッツミルクで煮込んだチキンスープ

りなどに有効な薬草として幅広く使用されてきました。17世紀のヨーロッパでは、香水産業が盛んになったことからフィリピンで蒸留したものが出荷されるようになりましたが、当時は大変高価で、レモングラスの香水は上流階級の香りとされていたそうです。

柑橘類と同じシトラールという芳香成分が含まれており、胃腸の働きを助けて消化を促し、食欲不振や胃もたれ、消化不良などの改善に役立ちます。また、シトラールは強い抗菌力を持つほか、優れた防虫効果もあるとされ、乾燥させた葉を臭いや虫が気になる場所に置いておくと、空気の浄化や虫よけに効果を発揮します。ハーブティーは飲みやすく、香りには不安や緊張を和らげる効果もあり、汎用性の高いハーブの一つです。

学名	*Cymbopogon citratus*
別名	レモンソウ、レモンガヤ
分類	イネ科
原産地	インド、タイ、マレーシア
使用部位	葉、茎、根
主な働き	抗菌作用、抗真菌作用、抗炎症作用、抗不安作用、鎮痛作用、鎮静作用、健胃作用、消化促進作用、弛緩作用、駆虫作用など

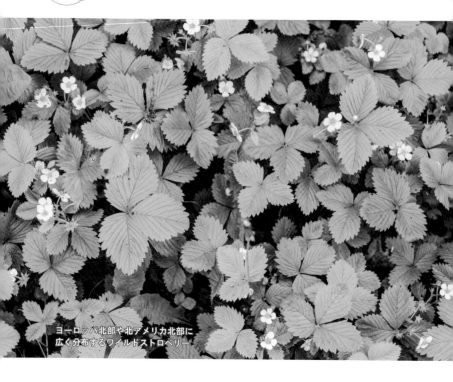

ヨーロッパ北部や北アメリカ北部に
広く分布するワイルドストロベリー

幸運を呼ぶハーブ、ワイルドストロベリー

　私たちが普段食べているオランダイチゴよりも小さい果実がなる
ワイルドストロベリー。果実は濃厚な味をしているものもあれば薄
味のものもありますが、ジャムやリキュールなどに加工されます。一
方、葉は「ストロベリーリーフ」と呼ばれ、薬草やハーブティーなど
として利用されます。ヨーロッパでは「幸せを呼ぶハーブ」として知
られ、種から育てて果実がなると願いが叶うといわれています。日
本では北海道に帰化し自生していることから「エゾヘビイチゴ」と呼
ばれていますが、ヘビイチゴと近縁種ではありません。

　イチゴの歴史は古く、ヨーロッパでは石器時代の遺跡からワイル

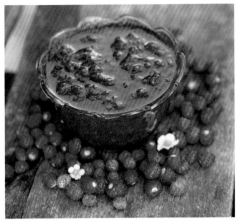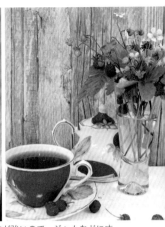

【左】フルーティーな香りの赤い果実。そのまま食べると酸味が強いので、ジャムなどにするのがおすすめ　【右】草木の香りと番茶のような味の飲みやすいハーブティー

ドストロベリーの種の化石が発掘されています。古代ローマでは果実を食べるほか、口臭予防や消化器系の治療に使われていました。また、体内の毒素の排出を促すなど、浄化作用のあるハーブとしても知られていました。17世紀頃までは広域で栽培されていましたが、オランダイチゴが開発されると栽培の中心はとって代わられました。

葉にはタンニンとビタミンCが多く含まれており、腸の粘膜を保護し、炎症を抑えて下痢を改善する効果が期待できます。鉄分やカルシウム、リンなども豊富に含むため、貧血の予防にも役立ちます。よく乾燥させた葉でハーブティーにすると、番茶に似た味わいでクセがなく飲みやすいです。体を冷やす作用があるので、熱がある風邪のひき始めに飲むと効果的です。

学名	***Fragaria vesca***
別名	エゾヘビイチゴ、ウッドランドストロベリー
分類	バラ科
原産地	ヨーロッパ
使用部位	葉、果実
主な働き	抗炎症作用、抗酸化作用、粘膜の保護、消化器系の不調改善、貧血の防止、造血作用、血液浄化作用、利尿作用、消臭作用など

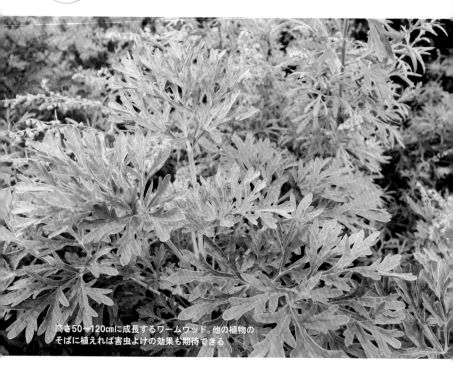

高さ50～120cmに成長するワームウッド。他の植物の
そばに植えれば害虫よけの効果も期待できる

薬用酒の原料として重宝されてきたワームウッド

　キク科アルテミシア属の植物の総称を「ヨモギ」と呼びますが、ヨ
ーロッパでは細かく切れ込んだシルバーリーフが特徴的なワームウ
ッドという品種がポピュラーです。和名で「ニガヨモギ」と呼ばれる
とおり、葉には独特の強い苦味があり、世界的に有名な薬草酒「ア
ブサン」や「チンザノ」の原料として知られています。また、衣類な
どの防虫用としてサシェやドライフラワーなどにも使われます。名
前の由来は諸説ありますが、エデンの園から追放された「ヘビ
（Worm）」が這った跡からこの植物が生えてきたことに由来すると
伝えられています。

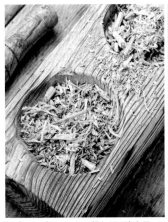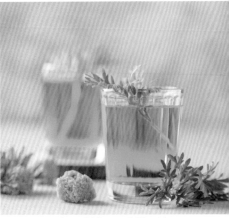

【左】ハーブティーや衣類などの防虫用のサシェにも利用できる 【右】スイス発祥のリキュール「アブサン」。ゴッホなど多くの芸術家がアブサンで身を滅ぼしたともいわれている

　ワームウッドは古代医学で重要視されたハーブで、ヒポクラテスは黄疸の治療に、古代ギリシャ・ローマの医師たちは、食欲増進、消化促進のほか、利尿作用や月経不順に効果的な薬草として使用していました。中世には魔女の秘薬の材料と信じられ、害虫の駆除や疫病予防に用いられていたそうです。

学名	*Artemisia absinthium*
別名	ニガヨモギ、アブシンチウム、アルセム
分類	キク科
原産地	ヨーロッパ
使用部位	葉、茎、根
主な働き	抗炎症作用、鎮痛作用、消化促進作用、利尿作用、消化器系の不調改善、肝機能の改善、通経作用、防虫作用など

　主な成分は、苦み成分のタンニンとツヨンを主とする精油成分で、消化器系のトラブル、肝臓や胆のうの機能不全に有効とされています。ハーブティーは他のハーブとブレンドすると飲みやすく、腹部膨満感や食欲不振などに効果的です。ツヨンには炎症や痛みを和らげる効果がありますが、大量に摂取すると嘔吐や神経麻痺を起こすことがあるため注意が必要です。

虫よけスプレーの作り方

　ハーブには虫が苦手とする成分を含むものがあります。そういったハーブを使った虫よけスプレーの作り方を紹介します。窓、ベランダ、玄関や、お出かけの際の虫よけ対策として活用してみてはいかがでしょうか。

【おすすめのハーブ】
ペパーミント、ローズマリー、ラベンダー、レモンバーム、レモングラス

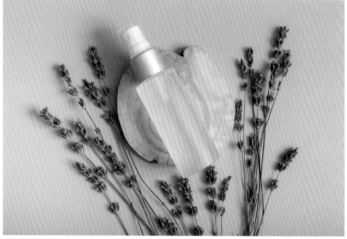

虫を遠ざけながら爽やかなハーブの香りを楽しめる

　まず、生のハーブを適量用意し、洗って小さく切ります。次に、切ったハーブを耐熱容器に入れ、沸騰させたお湯をかけて蒸らします。そして、ハーブを入れたままお湯が冷めるまで放置します。お湯が冷めたらハーブを取り除き、スプレーボトルに入れ替えて完成です。生のハーブと水だけなので2～3日で使い切るようにしましょう。

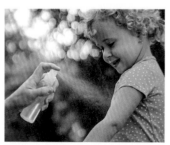

外での活動に役立つ虫よけスプレー。自然由来なので環境に優しい

Chapter 5

女性の健康ケアに
効果的なハーブ

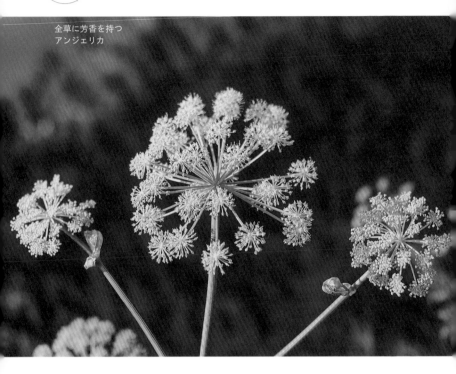

全草に芳香を持つ
アンジェリカ

アンジェリカは女性のための「天使のハーブ」

　セリ科シシウド属のアンジェリカは、草丈が1〜2mほどに成長
し、夏に黄緑色の花を咲かせます。名前の由来は、ラテン語の
「Angelicus（天使）」を語源としています。大天使ミカエルの記念祭の
頃に開花することから、この名前が付けられました。古くからヨー
ロッパでは、悪霊を退ける力を持つ神聖なハーブと考えられ、万能
薬として重宝されていました。伝説によると、ヨーロッパで疫病が
流行した際に、ある修道士の夢に現れた天使が、アンジェリカに疫
病を防ぐ力があることを伝えたといわれています。このことから、ヨー
ロッパでは「天使のハーブ」とも呼ばれます。

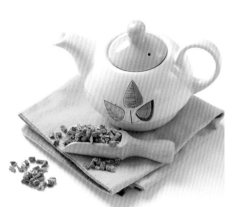
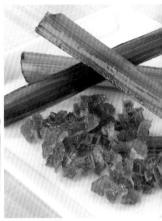

【左】茎や根から作られるアンジェリカティーは、かすかな甘い香りと苦味がある
【右】砂糖漬けにした茎や葉柄は、製菓材料としてケーキなどの飾り付けに用いられる

　アンジェリカには、女性ホルモンの分泌を調整する作用があるため、ホルモンバランスの乱れから生じる冷え性や生理痛、PMSや更年期の諸症状などを和らげる効果があるといわれています。また、ぜんそくや気管支炎などによってたまった痰を排出するほか、胆汁分泌促進作用により、消化不良を改善します。さらに、アンジェリカが持つ発汗作用や利尿作用により、体内の毒素を排出します。このため、風邪の初期症状などにも有効です。

　茎や葉柄は砂糖漬けに、若葉はサラダに、根や種子は飲料の香り付けとして使われます。また、乾燥させた茎や根はハーブティーに使用されます。なお、妊娠中の方や、胃および腸の潰瘍を患っている方は、使用を避けたほうが良いでしょう。

学名	*Angelica archangelica*
別名	セイヨウトウキなど
分類	セリ科
原産地	ヨーロッパ北部～中央ロシア
使用部位	全草
主な働き	女性ホルモン調整作用、去痰作用、胆汁分泌促進、消化不良の改善、発汗作用、利尿作用など

＊葉柄…葉の一部で、茎や枝につながる柄状の部分

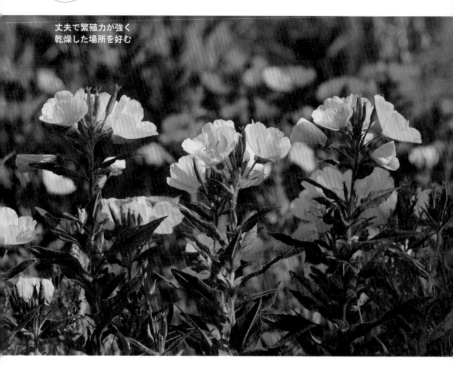

丈夫で繁殖力が強く
乾燥した場所を好む

ホルモンバランスを整えるイブニングプリムローズ

　夕方から黄色い花を咲かせ、朝にはしぼむという特徴を持つ、イブニングプリムローズ。原産は北アメリカで、現在は日本全土に分布している帰化植物です。一般的にツキミソウと呼ばれるオオマツヨイグサの仲間で、オオマツヨイグサよりも花の大きさが小さいことから、メマツヨイグサ（雌待宵草）の和名が付けられました。なお、イブニングプリムローズもツキミソウと呼ばれることがあります。

　イブニングプリムローズは、蕾、花、若葉など、さまざまな部分が食べられます。根はゆでて、サラダやシチュー、ピクルスに利用します。ハーブティーとして飲用する場合は、主に葉、茎、根を使

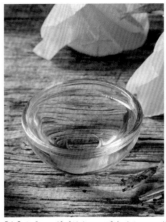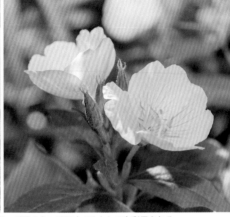

【左】イブニングプリムローズオイル。マッサージ用のキャリアオイルとしても利用される
【右】夏から秋にかけて開花する

います。アメリカの先住民は、葉や茎をゆでて食用にしていたほか、打ち身や傷のための湿布を作っていました。イブニングプリムローズには優れた薬効があるとされていることから、「万能薬の王様」として知られています。伝承的な利用法としては、根、葉、茎を蜂蜜で煮て作るシロップがあり、風邪の咳止めに良いとされています。なお、現在薬用として利用されるのは、主に種子です。種子から得られるオイルにはγ-リノレン酸が含まれており、血圧を下げる効果や、皮膚トラブルの改善のほか、花粉症やアトピー性皮膚炎などのアレルギー症状を緩和する効果が期待されています。さらに、女性ホルモン調整作用により、PMSや更年期の症状に対しても働きかけるといわれています。

学名	*Oenothera biennis*
別名	メマツヨイグサ、ツキミソウ
分類	アカバナ科
原産地	北アメリカ
使用部位	全草
主な働き	鎮咳作用、血圧降下作用、皮膚トラブルの改善、抗アレルギー作用、女性ホルモン調整作用など

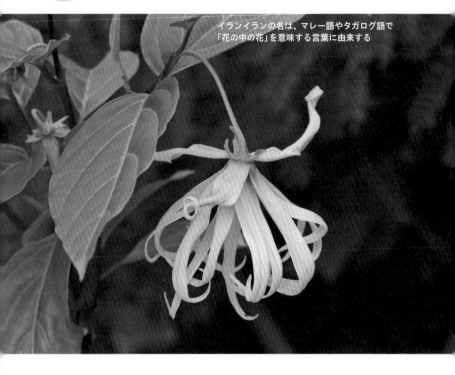

イランイランの名は、マレー語やタガログ語で
「花の中の花」を意味する言葉に由来する

幸福感をもたらす甘く華やかな香りのイランイラン

　熱帯地方の常緑高木のイランイラン。主な産地は、フィリピン、コモロ、マダガスカル、フランス領のレユニオン島です。枝から垂れ下がるように一年中花を咲かせます。咲き始めの花は緑色ですが、開花が進むにつれて黄色くなり、強い香りを放つようになります。

　インド洋周辺では宗教的な供物としてよく用いられます。インドネシアでは、結婚式で髪飾りとして使われるほか、新婚夫婦のベッドに敷き詰められるという風習もあるそうです。また、南太平洋の島々では、ココナッツオイルをベースに、イランイランの花を入れた浸出油をヘアトリートメントとして用いることで、強い日差しか

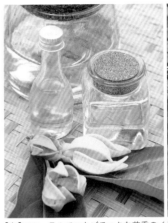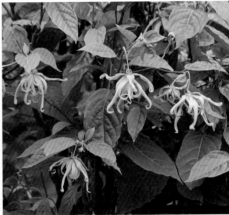

【左】フローラルでエキゾチックな芳香のイランイランの精油 　【右】水はけの良い土地や火山灰の傾斜地、海岸沿いの土地に生育する

ら髪を保護していたそうです。

　花から抽出される精油は、甘く華やかな香りを持ち、化粧品や香水の香料のほか、芳香療法にも取り入れられています。幸福感をもたらし、気分を高揚させる作用がある一方で鎮静作用もあり、過度な緊張を和らげます。そのため、ストレスの軽減につながるでしょう。また、皮

学名	*Cananga odorata*
別名	イランイランノキ
分類	バンレイシ科
原産地	東南アジア
使用部位	花
主な働き	高揚作用、鎮静作用、皮脂バランス調整作用、女性ホルモン調整作用、肌荒れの改善など

脂バランスを正常に導く働きもあり、乾燥肌と脂性肌のどちらにも有効です。頭皮や髪のケアにも用いられています。さらに、イランイランに含まれるβ-カリオフィレンという成分には、女性ホルモンの一種であるエストロゲンの分泌を高める効果があるとされています。そのため、ホルモンバランスの乱れによる肌荒れやPMS、生理痛や更年期障害などの症状緩和に役立てることができます。

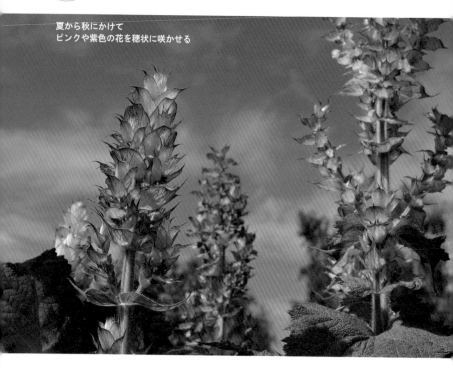

夏から秋にかけて
ピンクや紫色の花を穂状に咲かせる

女性ホルモンに似た成分を含むクラリセージ

　シソ科に分類されるクラリセージは、草丈1m以上まで伸びる大型のハーブです。中世ヨーロッパでは、クラリセージの種子から採れる粘液を目の消毒に使っていたことから、「キリストの目（オクルス・クリスティ）」や「クリア・アイ」とも呼ばれていました。甘い香りを有し、陶酔感をもたらすことから、ドイツではマスカットワインの香り付けに、イギリスではビールの醸造時にポップの代用品として用いられていた歴史があります。現在でも香料としての需要が高く、香水や化粧品、飲食物などに幅広く使われています。

　クラリセージには、女性ホルモンに似た働きをするスクラレオー

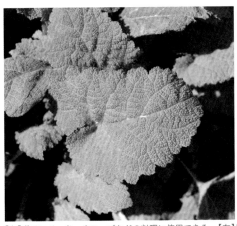 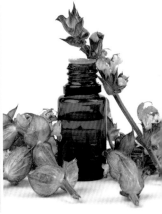

【左】葉はフリッターやスープなどの料理に使用できる　【右】緊張やイライラを和らげるクラリセージの精油

学名	*Salvia sclarea*
別名	オニサルビア
分類	シソ科
原産地	地中海沿岸
使用部位	葉、花
主な働き	女性ホルモン調整作用、鎮痛作用、自律神経調整作用、鎮静作用、抗炎症作用、抗菌作用、血圧降下作用、皮脂抑制作用など

ルという成分が含まれています。そのため、生理不順や更年期障害など、女性特有の症状の緩和に効果を発揮します。PMSにより腹部などに鈍痛を感じる場合は、クラリセージの精油をキャリアオイルで希釈してマッサージすると、症状の軽減につながるでしょう。また、スクラレオールには鎮痛作用もあるとされ、頭痛や筋肉痛、腹痛などの軽減に役立つといわれています。クラリセージの香りは、幸せホルモンともいわれるオキシトシンやセロトニンの分泌を促すとされ、自律神経のバランスを整えて、心の安定をもたらします。芳香浴として使用すると、リラックス効果が得られるでしょう。なお、鎮静作用が強いので、運転前や飲酒時の使用は避けましょう。妊娠中の使用も避けたほうが良いです。

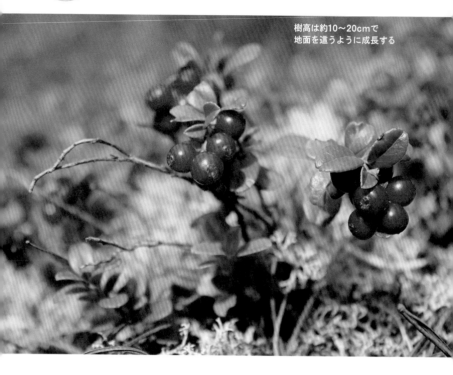

樹高は約10〜20cmで
地面を這うように成長する

泌尿器系の健康維持に効果的なクランベリー

　クランベリーは、ツツジ科スノキ属に属する常緑低木の総称です。狭義では、アメリカンクランベリーとヨーロピアンクランベリーの2種類を指します。原産地は北米やヨーロッパで、沼地などの湿った環境で生育します。「クラン」とは英語で「ツル（crane）」を意味し、蕾または花の形状がツルの頭に似ているという説や、クランベリーがツルの好物であるためという説が名前の由来です。欧米では、クリスマスや感謝祭に、七面鳥料理にクランベリーソースを添えて食べる伝統があります。

　クランベリーは古くから北米で、尿道炎や膀胱炎などの尿路感染

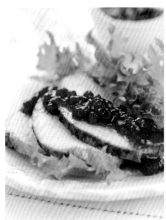 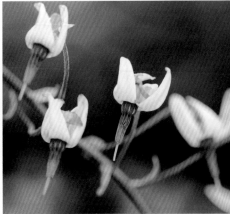

【左】七面鳥に添えるクランベリーソースは、感謝祭には欠かせない存在 【右】クランベリーの花。花びらが外側に大きく反り返るのが特徴

症の民間療法に用いられています。クランベリーには、細菌が尿路壁に付着するのを抑制するプロアントシアニジンと、尿のpHを調整して細菌の増殖を防ぐキナ酸が含まれています。これらの成分の相乗効果により、泌尿器系の健康維持に効果的と考えられています。また、クランベリーには抗酸化作用があり、シミやシワなど肌の老化の原因となる活性酸素を取り除く働きがあります。そのため、肌の細胞を健康に保つとされています。さらに、クランベリーの果実には食物繊維が豊富に含まれているため、腸内環境の改善や便秘の解消が期待できます。果実は生でも食べられますが、強い酸味があるため、ジュースやスムージー、ドライフルーツなどに加工することで、摂取しやすくなります。

学名	*Vaccinium macrocarpon* アメリカンクランベリー *Vaccinium oxycoccos* ヨーロピアンクランベリー
分類	ツツジ科
原産地	北米、ヨーロッパ
使用部位	果実
主な働き	泌尿器系のトラブル改善、抗酸化作用、老化の防止、シワ・シミの改善、整腸作用など

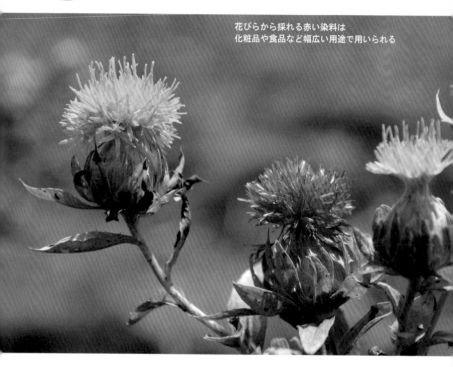

花びらから採れる赤い染料は
化粧品や食品など幅広い用途で用いられる

血行を促進し、女性特有の症状に作用するサフラワー

　サフラワーは草丈が1mほどに成長する植物で、初夏から夏にかけて開花します。咲き始めは鮮やかな黄色ですが、時がたつとオレンジ色になり、さらに紅色になります。学名には「染める」「染料の」という意味があり、染料や着色に関わりの深い植物です。古代エジプトではサフラワーで染めた布でミイラをくるんでいたといわれているほか、日本でも古くからサフラワーの花を染料にしていました。種子から採れる油はあっさりとした味わいで、炒め物や揚げ物料理に、また、ドレッシングやマリネなどの生食用にも使用できます。
　乾燥させた花びらは紅花と呼ばれ、婦人薬に配合される生薬に用

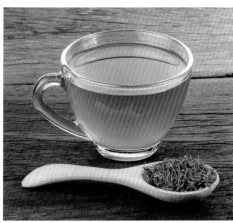 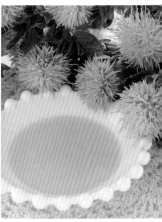

【左】ほのかなフローラル系の香りと独特の風味があるサフラワーティー　【右】サフラワーオイルは味や香りにしつこさがないため、素材の風味を生かすことができる

いられます。サフラワーは血行を促進し、女性特有の症状に作用するため、生理痛や生理不順、更年期障害、貧血や冷え性などの改善が期待できます。また、鎮静作用やホルモンバランスを整える作用があることから、イライラや落ち込みといった気分の不調を緩和します。ハーブティーや薬用酒、料理の色付けなどに利用することで、これらの効能を取り入れることができるでしょう。さらに、サフラワーには抗炎症作用もあります。精油を使ったスキンケアや、生花やドライハーブを入浴剤として用いることで、湿疹や皮膚炎などの肌トラブルの解消につながります。なお、キク科のアレルギーがある方は使用に注意が必要です。また、出血性疾患、消化性潰瘍のある方や、妊娠中の方は使用を避けましょう。

学名	*Carthamus tinctorius*
別名	ベニバナ、スエツムハナ、クレノアイ
分類	キク科
原産地	アフリカ、地中海沿岸
使用部位	花、種子
主な働き	血行促進作用、鎮静作用、女性ホルモン調整作用、抗炎症作用、皮膚トラブルの改善など

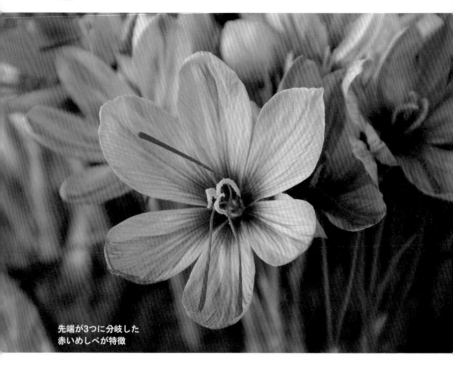

先端が3つに分岐した
赤いめしべが特徴

女性疾患の特効薬として利用されてきたサフラン

　サフランは秋咲きの球根植物で、紫色の花を咲かせます。めしべ
の柱頭の赤い部分を乾燥させたものが、香辛料や薬用、香料に用い
られます。また、水に浸すと黄色の色素を抽出できるため、染料や
料理の着色としても利用されます。短期間に少量しか採取できない
上、手摘みで収穫するため、非常に高価なハーブとして知られてい
ます。古くから女性疾患の特効薬として、世界各地で利用されてき
ました。また、古代ギリシャではサフランから採れる黄色を珍重し、
王族だけが使うことを許されていたといわれています。日本には江
戸時代に薬として伝わり、国内での栽培は明治時代に始められたそ

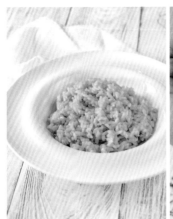
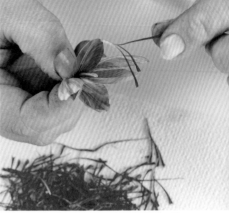

【左】サフランライス、パエリア、ブイヤベースによく用いられる　【右】めしべを1本ずつ手作業で引き抜く様子

うです。独特な香りを持ち、上品なムスクのような香りと表現されることもあれば、漢方薬や干し草のような香りと例えられることもあります。生薬では番紅花（ばんこうか）と呼ばれ、鎮静や鎮痛などの作用があります。また、月経困難症、更年期障害、過多月経、生理痛など、女性特有の症状に効果があるといわれています。

学名	*Crocus sativus*
別名	ヤクヨウサフラン
分類	アヤメ科
原産地	地中海東部沿岸
使用部位	柱頭
主な働き	鎮静作用、鎮痛作用、女性ホルモン調整作用、通経作用、血行促進作用、デトックス効果、抗うつ作用、安眠作用、記憶機能の改善など

　サフランは血行を促進し、体内の老廃物をデトックスする効果に優れています。また、うつ症状やストレス、不眠といった心の不調にも有効とされています。そのほか、サフランに含まれるクロシンという成分により、記憶障害を改善するといわれています。心身が優れないときは、体を芯から温めるサフランティーがおすすめです。なお、子宮の動きを活発にするので、妊娠中の摂取は控えましょう。

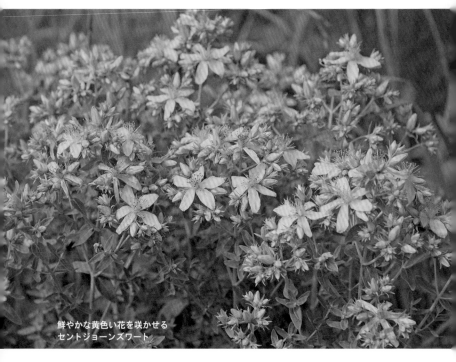

鮮やかな黄色い花を咲かせる
セントジョーンズワート

更年期の不調を改善するセントジョーンズワート

　セントジョーンズワートは、オトギリソウ科の多年草のハーブです。名前の由来については諸説ありますが、聖ヨハネの誕生日である6月24日頃に花を咲かせるためという説があります。薬効の高さは古代ギリシャの時代から知られており、外用ではやけどや切り傷の手当てに、内服では不眠症や更年期症状などの治療薬として用いられてきました。近年ドイツなど一部の国では、軽度および中等度のうつ病を緩和する効果があるとされ、また従来の抗うつ薬よりも副作用が少ないとされていることから、注目を浴びています。

　女性ホルモンのバランスを整える作用があるため、PMSや更年期

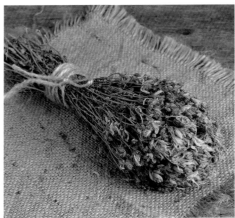 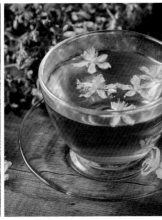

【左】束ねたセントジョーンズワートをお風呂に入れてハーブバスに　【右】ほのかな甘味と渋味のあるハーブティー。他のハーブや紅茶とのブレンドもおすすめ

学名	*Hypericum perforatum*
別名	セイヨウオトギリソウ
分類	オトギリソウ科
原産地	ヨーロッパ、アジア
使用部位	花、茎、葉
主な働き	女性ホルモン調整作用、鎮静作用、抗不安作用、抗うつ作用、鎮痛作用、抗炎症作用、収れん作用、去痰作用、利尿作用など

の不調を改善します。更年期の代表的な症状には、ほてり、発汗、イライラなどがありますが、セントジョーンズワートはこれらの症状を緩和します。また、鎮静作用を有し、脳の神経伝達物質のバランスを整える有効成分が含まれているため、不安の緩和や、うつ症状の改善が期待できます。花、茎、葉は、生でも乾燥させた状態でもお茶として使用できるため、飲用することで効果を実感しやすくなるでしょう。また、精油をキャリアオイルやクリームに混ぜて、外傷や筋肉痛などの痛みがある部分に塗ると、抗炎症作用により、痛みを和らげます。なお、医薬品と併用すると、医薬品の効き目が弱くなる場合や、副作用が出る可能性があります。現在治療で薬を服用している方は、医師への確認が必要です。

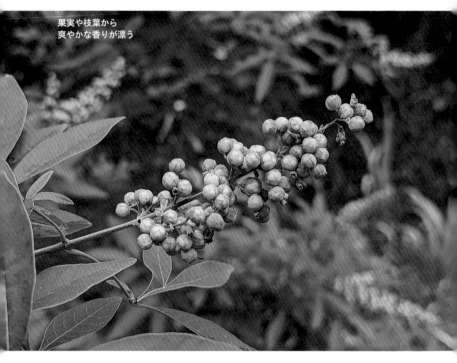

果実や枝葉から
爽やかな香りが漂う

「女性のためのハーブ」として知られる**チェストベリー**

　高さ2〜6mほどに成長する落葉低木で、地中海沿岸や中央アジアに自生します。果実はコショウに似た丸い形状で、ピリッとした辛味があることから、コショウの代わりとして利用されていました。修道士が貞潔の誓いを守るために、制淫剤としてチェストベリーを使用していたので、「修道僧のコショウ」とも呼ばれています。古くから婦人科系の病気に用いられてきた歴史があり、「女性のためのハーブ」として広く知られるようになりました。19世紀にはアメリカの医師が、生理を促進させるための薬や、母乳の分泌を促すための薬にチェストベリーを用いたそうです。現在は、経口避妊薬の使用を

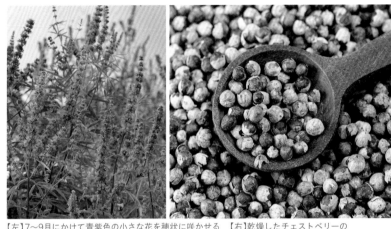

【左】7〜9月にかけて青紫色の小さな花を穂状に咲かせる　【右】乾燥したチェストベリーの果実は灰褐色になる

中止した後に自然な排卵を促すために用いられます。また、母乳の分泌を促進するプロラクチンというホルモンの分泌を調整することから、母乳の出を良くする目的でも用いられます。日本では、PMSの症状を緩和する医薬品に配合されています。

学名	*Vitex agnus-castus*
別名	セイヨウニンジンボク、イタリアニンジンボク、チェストツリー
分類	クマツヅラ科
原産地	地中海沿岸、中央アジア
使用部位	果実
主な働き	母乳分泌促進作用、女性ホルモン調整作用など

　チェストベリーには、女性ホルモンのバランスを整える働きがあります。そのため、PMS、生理不順、生理痛、更年期障害における、身体的・精神的な症状を緩和します。サプリメントやチンキ剤、ハーブティーとして摂取するのが一般的です。ハーブティーは独特な香りと苦味があるため、他のハーブとブレンドすると飲みやすくなるでしょう。ただし、子どもや妊娠中の方、経口避妊薬を使用している方は、チェストベリーの使用を避けましょう。

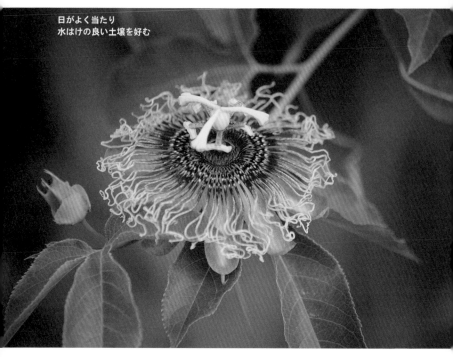

日がよく当たり
水はけの良い土壌を好む

女性のメンタルをサポートするパッションフラワー

　パッションフラワーはトケイソウ科トケイソウ属のつる植物の総称です。パッションとは、「情熱」ではなく「受難」を意味します。複雑な形をした花がイエス・キリストのはりつけの刑の姿を象徴しているといわれ、キリストの受難にちなんで名付けられました。また、花の形が時計の文字盤と針に似ていることから、日本ではトケイソウとも呼ばれています。世界に約500種分布するというトケイソウの仲間の中でも、最も薬効が高いハーブとされるのは、チャボトケイソウです。古くから北米先住民の間で、緊張を和らげて眠りを深める、精神安定のための薬草として用いられてきました。なお、近

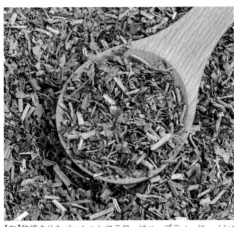
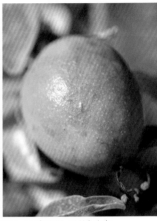

【左】乾燥させたパッションフラワーはハーブティーに。ノンカフェインなので、子どもや高齢の方でも安心して飲用できる　【右】卵形の果実を付ける

縁種のクダモノトケイソウの果実はパッションフルーツと呼ばれ、生で果肉を食すほか、加工品の原料として利用されます。

　パッションフラワーは、自然の精神安定剤といわれるほど強い鎮静作用が特徴で、自律神経の興奮を鎮めます。これにより、不眠症や睡眠障害に効果を発揮し、安らかな眠りへと導きます。PMSや更年期障害の際に発生する不安感も取り除くため、女性のメンタルサポートにも役立ちます。また、鎮痛作用があるため、生理痛や頭痛、歯痛、神経痛などにも効果的です。ハーブティーには、花、葉、茎が用いられます。癖のない上品な味わいなので、他のハーブとのブレンドにも適しています。副作用はほとんどないとされていますが、妊娠中の方は使用を控えましょう。

学名	*Passiflora incarnata*
別名	チャボトケイソウ
分類	トケイソウ科
原産地	北アメリカ南東部
使用部位	花、葉、茎
主な働き	鎮静作用、自律神経調整作用、安眠作用、鎮痛作用、鎮痙作用、利尿作用など

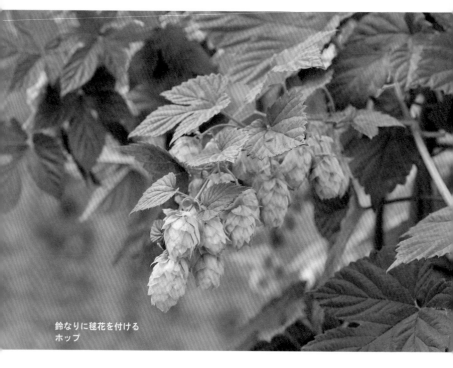

鈴なりに毬花を付ける
ホップ

女性を悩ませる諸症状や不眠を改善するホップ

　つる性多年草のホップは、松かさのような形をした毬花[きゅうか]*を付け、この部分がビールの香り付けやハーブとして利用されます。古代エジプト時代にはすでに薬草として用いられていたとされています。ホップがビールの原料として本格的に注目されるようになった背景には、12世紀初頭に、ドイツ南部ビンゲンの女子修道院長でありドイツ薬草学の祖と称されるヒルデガルトが、初めてホップの特性について詳細な記述を残したことにあります。彼女は、「ホップに関しては、その独特な苦さのおかげで、飲料に加えると腐りにくくなり、長時間保存ができるようになる」と書き残していました。

＊毬花…マツ、スギ、ヒノキなどの裸子植物の雌花

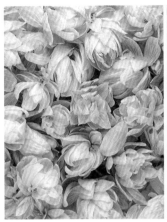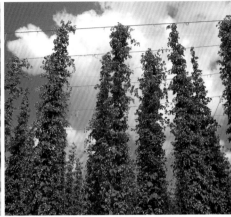

【左】乾燥させた毬花はポプリやハーブティーに使用できる　【右】ホップ畑。つるの長さは時には10m以上伸びることもある

　ホップには、女性ホルモンに似た働きをするフィストロゲンが含まれています。これにより、PMSや更年期障害から生じる緊張感やイライラ、血行不良による肩こりや冷え性など、女性を悩ませる諸症状を改善します。また、ホップに含まれるフムロンという成分には鎮静作用があり、不安やストレス、不眠を改善します。乾燥したホップの毬花を枕に詰めてハーブピローとして使用することで、質の良い睡眠が得られるでしょう。

そのほか、ホップに含まれるアスパラギンには穏やかな利尿作用があり、体液のうっ滞を取り除き、泌尿器系からの毒素の排出を早めます。これが肝臓の働きと連動して血液を浄化することにより、湿疹やニキビ、吹き出物などの皮膚トラブルを解消するといわれています。

学名	***Humulus lupulus***
別名	セイヨウカラハナソウ
分類	アサ科
原産地	コーカサス地方
使用部位	毬花
主な働き	鎮静作用、血行促進作用、抗不安作用、安眠作用、利尿作用、デトックス効果、血液浄化作用、皮膚トラブルの改善など

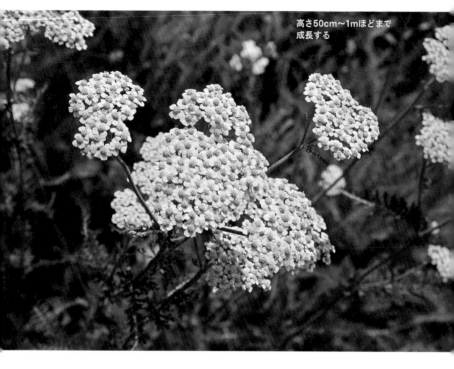

高さ50cm〜1mほどまで成長する

生理痛や風邪などの不調に役立つヤロウ

　ヤロウはヨーロッパ原産のキク科の植物で、北半球の温帯地域を中心に100種以上が分布しています。園芸用として、黄色や赤など、さまざまな色の品種がありますが、ハーブとして用いられるのはコモンヤロウと呼ばれる白い品種です。春から夏にかけて小さな花をたくさん咲かせます。「兵士の傷薬」と呼ばれ、古くから薬用ハーブとして重宝されていました。伝説では、古代ギリシャの英雄アキレスが、トロイ戦争の際に兵士の傷をヤロウで手当てしたといわれています。日本には観賞用として1887年（明治20年）に渡来しましたが、丈夫で繁殖力が強いことから、現在、地域によっては野生化し

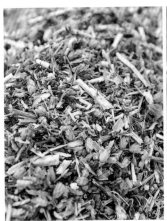
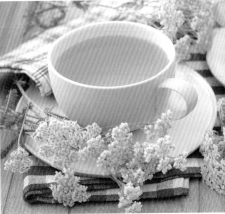

【左】乾燥させたヤロウ。布袋に入れて入浴剤として楽しむのもおすすめ　【右】ハーブティーは少し辛味のある爽やかな味わい

ています。花はドライフラワーやポプリとして楽しむことができます。食用としては、柔らかい若葉はサラダやスープなどに使われます。

　ヤロウには鎮痛作用があり、生理痛や更年期障害による体の痛みを緩和する効果があります。また、発汗・利尿の効能があるため、風邪のときには乾燥させ

学名	*Achillea millefolium*
別名	コモンヤロウ、セイヨウノコギリソウ、アキレア
分類	キク科
原産地	ヨーロッパ
使用部位	花、葉、茎
主な働き	鎮痛作用、発汗作用、利尿作用、デトックス効果、食欲増進作用、消化不良の改善、止血作用、創傷治癒作用、抗炎症作用など

た葉や花をハーブティーにして飲むことで、毒素を体外に排出してくれるでしょう。消化器系の健康をサポートし、食欲不振や消化不良の改善にも役立つとされています。外用としても優れており、止血作用によって軽い傷の治癒を早める効果があるとされています。抗炎症作用もあるので、スキンケアにも効果的です。ただし、妊娠中の方やキク科アレルギーの方は使用を避けたほうがよいでしょう。

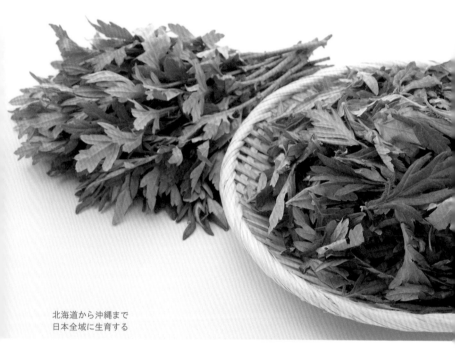

北海道から沖縄まで
日本全域に生育する

身近な万能薬、ヨモギは女性の強い味方

　ヨモギは古くから日本人に親しまれてきた植物です。傷の手当て
や内服薬として用いられてきた歴史があることから、身近な万能薬
として知られています。全世界に250種以上あるといわれ、日本に
は30種以上が自生しているとされています。名前の由来は定かでは
ありませんが、よく燃えることから「善燃草」となった説や、四方に
地下茎を伸ばして繁殖することから「四方草」となった説などがあり
ます。生薬では艾葉と呼ばれ、止血や体を温める目的で利用されま
す。ヨモギの葉の裏に生えている細かい毛を精製したものは、お灸
の原料として用いられます。食用には3〜5月に摘み取った若葉を

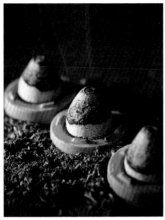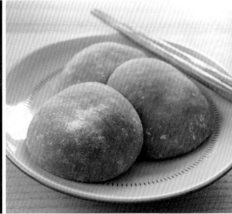

【左】葉の裏の白い綿毛でできたお灸。熱さが少なく火持ちが良いのでお灸に最適とされている 【右】ヨモギの葉を練り込んだ草餅

使用し、草餅や団子、おひたしや天ぷらなどにします。

　ヨモギは女性を悩ませるあらゆる症状に効果を発揮するため、女性の強い味方となります。ヨモギに含まれる β-カリオフィレンという香り成分には、ホルモンバランスを整える効果があり、生理不順や生理痛、更年期障害などを緩和します。また、止血作用があるので、過多月経にも良いとされています。さらに、ヨモギが持つ収れん作用や抗炎症作用により、湿疹やあせもなどの治りを早め、肌荒れを抑える効果が期待できます。乾燥させたヨモギの葉をハーブティーとして飲用したり、入浴剤として利用したりすることで、体を芯から温めることができるでしょう。なお、キク科植物にアレルギーのある方は、使用に注意が必要です。

学名	*Artemisia indica var. maximowiczii* など
別名	モチグサ、エモギ、ヤイトグサなど
分類	キク科
原産地	中央アジア
使用部位	葉、茎
主な働き	女性ホルモン調整作用、止血作用、収れん作用、抗炎症作用、肌荒れの改善など

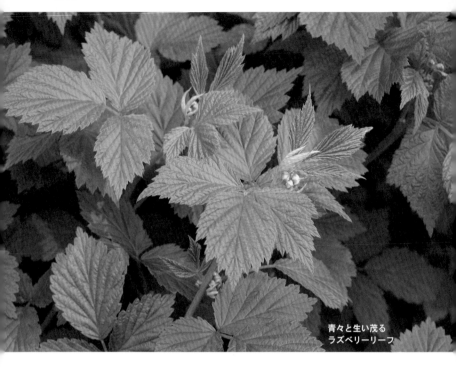

青々と生い茂る
ラズベリーリーフ

ラズベリーリーフは産前・産後に摂取したいハーブ

　ラズベリーはバラ科キイチゴ属の落葉低木で、1.5mほどの高さに
成長します。初夏に白い花を咲かせ、その後、赤い果実を付けます。
学名のRubusはラテン語で「赤」を意味するruberに由来していると
されています。花が咲く前の柔らかい新芽を乾燥させたものがラズ
ベリーリーフで、ハーブティーとして使用されます。ハーブティー
には果実のような甘酸っぱさはありませんが、ほんのり甘い香りを
感じることができます。

　ラズベリーリーフティーには、ビタミンや鉄分、ミネラルといっ
た栄養素が豊富に含まれており、妊娠中や出産後の女性の体をサポ

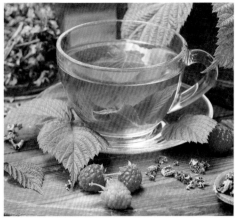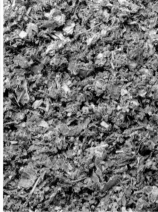

【左】ほうじ茶に近いあっさりとした味わいのハーブティー　【右】葉の裏には細かい毛が生えており、乾燥させるとふわふわとした質感になる

学名	*Rubus idaeus*
別名	ヨーロッパキイチゴ、エゾキイチゴ
分類	バラ科
原産地	ヨーロッパ、北アメリカ
使用部位	葉
主な働き	弛緩作用、子宮強壮作用、母乳分泌促進作用、女性ホルモン調整作用、鎮静作用、鎮痙作用、収れん作用など

ートすると考えられています。ヨーロッパでは「安産のためのハーブ」や「マタニティーハーブ」と呼ばれるほどで、産前・産後に摂取すると良いとされています。妊娠中にラズベリーリーフティーを取り入れる場合は、妊娠後期からが良いといわれています。ラズベリーリーフに含まれるフラガリンという成分には、子宮や骨盤周辺の筋肉を緩める作用があり、出産時の陣痛を和らげるとされています。また、産後に飲用することで、母乳の分泌を促し、母体の回復を高めてくれます。ラズベリーリーフには女性ホルモンのバランスを整える作用もあるので、生理痛、生理不順、PMSなどのトラブルの改善や、更年期の症状を緩和する効果もあります。なお、妊娠初期から妊娠中期の使用は避けましょう。

87

RED CLOVER - レッドクローバー -

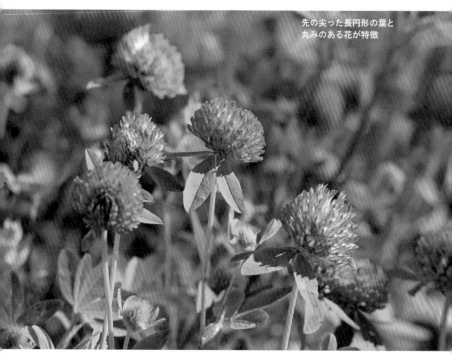

先の尖った長円形の葉と
丸みのある花が特徴

エストロゲンに似た成分を含むレッドクローバー

　レッドクローバーは野草として世界中に分布する、身近な植物の一つです。原産地はヨーロッパで、牧草に適した植物として明治時代に日本に導入されたといわれています。姿形はシロツメクサに似ていますが、葉の生える位置が異なり、花のすぐ下に3片の葉が生えているのが特徴です。旧約聖書に何度も登場するほど宗教的な要素が強く、中世のイギリスでは、3片の葉が神、キリスト、精霊の三位一体と関連付けられ、悪霊よけに使われていたそうです。初夏に赤紫色の花を咲かせ、花からは蜂蜜が採取されます。乾燥させたレッドクローバーは、ハーブティーとして用いられます。ハーブテ

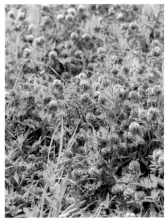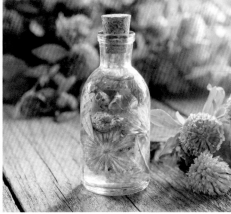

【左】もともと牧草として扱われていたことから、学名のpratenseには「牧草の」という意味がある　【右】レッドクローバーのハーブチンキ

ィーは爽やかな草の香りがあり、癖がないため飲みやすいです。

　レッドクローバーは、女性ホルモンのエストロゲンに似た成分であるイソフラボンを含んでいることから、女性領域のサポートに役立つとして近年注目を集めています。イソフラボンには女性ホルモンのバランスを整える作用があることから、更年

学名	*Trifolium pratense*
別名	ムラサキツメクサ、アカツメクサ
分類	マメ科
原産地	ヨーロッパ
使用部位	花、葉、茎
主な働き	女性ホルモン調整作用、抗炎症作用、鎮咳作用、血液浄化作用、皮膚トラブルの改善など

期障害やPMSの症状の改善や、生理痛を緩和する効果があります。そのほか、レッドクローバーには抗炎症作用や鎮咳作用があり、咳を伴う風邪やぜんそく、喉の痛みや気管支炎などにも役立ちます。血液浄化作用もあり、湿疹やニキビ、乾癬などの皮膚トラブルを改善します。なお、妊娠中や授乳中の方、婦人科系疾患の医薬品を服用している方は、使用を控えましょう。

88

LADY'S MANTLE - レディースマントル -

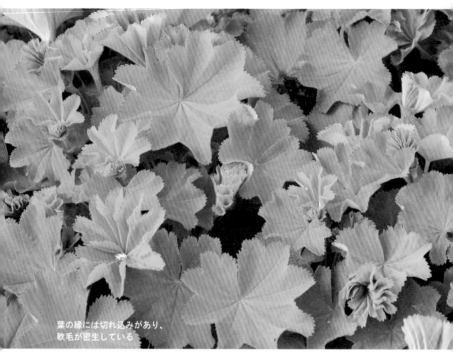

葉の縁には切れ込みがあり、
軟毛が密生している

「女性の最良の友」と呼ばれるレディースマントル

　レディースマントルは250〜300種ほどが存在し、ハーブとして薬効があるのは、Alchemilla vulgarisやAlchemilla xanthochloraとされています。葉の形が聖母マリアのマントを広げたように見えることが名前の由来といわれています。名前のとおり、婦人科系の諸症状に効き目があるとされ、「女性の最良の友」とも呼ばれています。その昔、レディースマントルの葉の上にたまる水滴は魔力を秘めるとされ、錬金術や秘薬の原料に使われたそうです。現在は、生の葉はサラダに、乾燥させた花、葉、茎はハーブティーに用いられます。ハーブティーはやや干し草のような香りであっさりした味です。

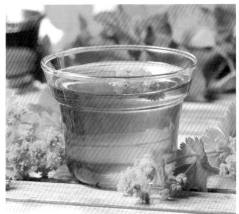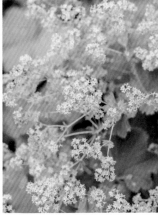

【左】爽やかでマイルドな味わいのハーブティー。他のハーブとのブレンドもおすすめ
【右】密集した黄緑色の小花を咲かせる

　レディースマントルには女性ホルモンの働きを整える作用がある
ため、生理不順、生理痛、更年期障害の症状などを緩和します。出
産にも役立つとされ、出産直前には陣痛を促し、産後は母体の回復
を助けるといわれています。また、レディースマントルに含まれる
タンニンという成分には、消化器系の不調を改善する作用がありま
す。この成分の働きにより、下痢や胃腸炎を改善します。乾燥させ
た葉を水やお湯に浸して作る浸出液は、収れん作用により肌を引き
締める効果があるので、美容液代わりに用いることができます。ま
た、うがい薬として使用すると、歯茎の出血や口内炎を改善し、喉
の痛みを抑える効果が期待できます。なお、通経作用があるため、
妊娠初期の方は利用を避けましょう。

学名	*Alchemilla vulgaris* *Alchemilla xanthochlora*
別名	ハゴロモグサなど
分類	バラ科
原産地	ヨーロッパ
使用部位	花、葉、茎
主な働き	女性ホルモン調整作用、消化器系の不調改善、収れん作用、口腔トラブルの改善、通経作用など

89

ROSEMARY - ローズマリー -

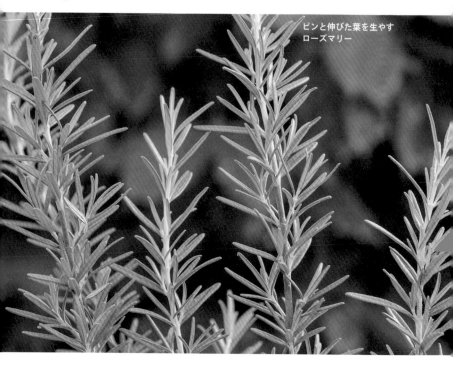

ピンと伸びた葉を生やす
ローズマリー

エイジングケアに最適な若返りのハーブ、ローズマリー

　生でも乾燥させても爽やかな香りを放つローズマリー。地中海沿岸が原産で、暖かく乾燥した土地でよく育ちます。古くから食用や薬用として利用され、また、神秘的な力を持つと信じられてきたことから、結婚式や葬儀などの儀式にも用いられてきました。キッチンハーブの代表格で、特に肉料理との相性が良く、ラム肉や豚肉などの臭みを消してくれます。鶏肉や魚などの淡白な食材にも香り付けとして使うと、味に深みが出ます。ハーブティーとして摂取する場合は、生の葉で抽出すると苦味が少なく飲みやすいです。

　ローズマリーは血行促進作用に優れていることから、疲労を回復

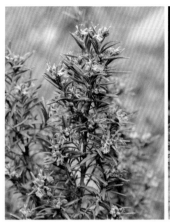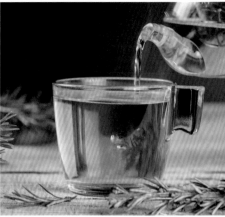

【左】青、薄紫、白、ピンクなどの花を咲かせる　【右】ハーブティーはそのまま飲用するほかに、入浴剤として用いたり、冷まして化粧水として利用したりするのもおすすめ

し、冷えやむくみ、肩凝りや腰痛などの改善が期待できます。頭皮の血行も促すので、抜け毛や白髪を予防する効果もあるとされています。抗菌作用や抗酸化作用があり、エイジングケアに最適であることから、「若返りのハーブ」とも呼ばれます。また、集中力や記憶力を高める働きがあるので、勉強や仕事に集中したいときの助けになるほか、気分を高揚させ、軽いうつ症状を改善するとされています。さらに、ローズマリーに含まれるロスマリン酸と呼ばれる成分には、アレルギー症状の原因となるヒスタミンという化学物質を抑制する働きがあるため、花粉症やアレルギーの抑制効果も期待できます。ただし、妊娠中の方は子宮の収縮、高血圧の方は血圧を上昇させる可能性があるので、使用を控えましょう。

学名	*Salvia rosmarinus*
別名	マンネンロウ
分類	シソ科
原産地	地中海沿岸
使用部位	花、葉、茎
主な働き	血行促進作用、抜け毛・白髪の防止、抗菌作用、抗酸化作用、集中力の向上、記憶力の向上、高揚作用、抗うつ作用、抗アレルギー作用、消臭作用など

入浴剤の作り方

　ハーブを使ったバスソルトとバスボムの作り方を紹介します。ハーブの効能と温浴効果により、心身のコンディションを整えることができます。

バスソルト

材料（1回分）

天然塩…大さじ2
乾燥させたハーブ…20g

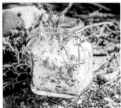

スパにいるような特別な気分を味わえるバスソルト

作り方

　細かく刻んだハーブを天然塩と混ぜ合わせて出来上がりです。

― Point ―

● 配管の詰まりや浴槽の傷つきが気になる方は、ティーバッグやガーゼなどに入れて使うのがおすすめです

● 数回分をまとめて作るときは、等倍の材料を用意してください

● 保管の際は高温多湿を避け、1カ月を目安に使い切りましょう

バスボム

材料（1個分）

天然塩（粗塩）…大さじ3
重曹…大さじ3
クエン酸…大さじ1
乾燥させたハーブ…適量
ビニール袋…1枚

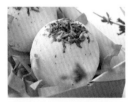

発泡すると心地良い香りが広がる

作り方

1. ビニール袋に天然塩と重曹とクエン酸を入れ、よく混ぜ合わせます。
2. ハーブを加え、さらによく混ぜ合わせます。
3. ビニール袋の中でギュッと握りながら丸めて完成です。

― Point ―

● 塩の水分でまとめて固めるため、素材をよく混ぜてから丸めるのがコツです

● 時間が経つと炭酸が抜けてしまい、発泡力が弱くなるので、作った後は早めに使用しましょう

Chapter 6

生活習慣病予防に
役立つハーブ

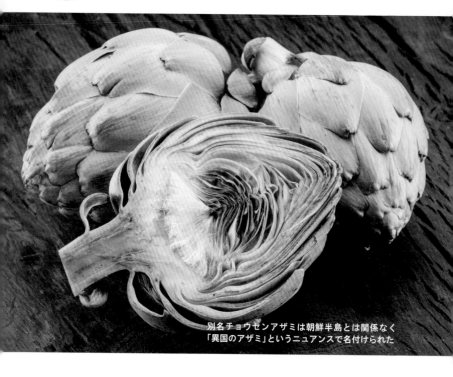

別名チョウセンアザミは朝鮮半島とは関係なく
「異国のアザミ」というニュアンスで名付けられた

カリウム豊富で高血圧を予防するアーティチョーク

　アーティチョークは、若い蕾を食用にするキク科の植物で、カルドンと呼ばれる野生のアザミを品種改良したものとみられます。いつ頃現在のような姿になったのかは不明ですが、紀元前後には既に花の蕾が食用にされていたことが分かっています。開花前のわずかな期間しか収穫できないため旬は短いですが、ホクホクとした食感と独特のほろ苦さと甘味があり、ヨーロッパやアメリカなどではフライや煮込み料理にして広く食べられています。

　薬用としては、古代ギリシャ・ローマ時代に肝機能の改善や胆汁の分泌を促す目的で蕾や葉が用いられていました。その後、ヨーロ

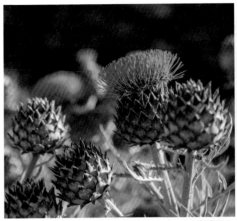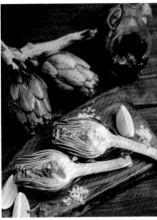

【左】カルドンとの大きな違いは棘がないこと。花は観賞用として栽培されることもある
【右】アーティーチョークのロースト。フランスの家庭料理ではおなじみの野菜

ッパに伝わると、薬草というより王家や貴族が食する高貴な食材として扱われたといいます。薬効に関する研究は、1930年代に肝疾患や動脈硬化との関係で注目され、以降盛んになりました。

　アーティチョークに含まれるポリフェノールの一種シナリンは、血中の余剰コレステロールの排出を活性化させる働きがあるとされ、高コレステロール血症や動脈硬化の予防に役立ちます。また、カリウムを豊富に含むことから、高血圧の予防や改善にもよいとされています。さらに、水溶性食物繊維であるイヌリンには食後の血糖値の上昇を抑える働きがあるといわれており、糖尿病の予防にも効果的です。生活習慣病が気になる方は、ハーブティーや食用として、意識的に取り入れるとよいでしょう。

学名	***Cynara scolymus***
別名	グローブアーティチョーク、チョウセンアザミ
分類	キク科
原産地	地中海沿岸
使用部位	蕾、葉、茎
主な働き	肝機能の改善、胆汁分泌促進作用、コレステロール値の低下、血糖値上昇の抑制、血圧調整作用など

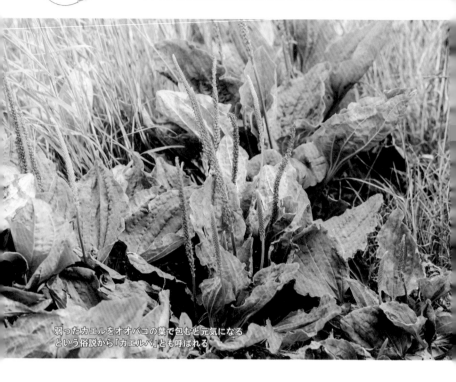

弱ったカエルをオオバコの葉で包むと元気になる
という俗説から「カエルバ」とも呼ばれる

生活習慣病の予防効果が期待されるオオバコ

　日本各地の野原や路肩に自生する代表的な野草として知られるオオバコ。和名は漢字で「大葉子」と書き、広く大きな葉の形に由来します。人や車に踏みつけられても生命力が強く、轍にも自生することから別名「車前草」とも呼ばれます。

　オオバコは、古くから薬草として利用されてきた歴史があり、中国最古の本草書『神農本草経』には、長期服用を可能とする上品として収載されています。現在、日本薬局方には、全草は「車前草」、種子は「車前子」という名前の生薬として収録されており、主成分であるプランタギニンというフラボノイドに去痰や鎮咳、利尿作用があ

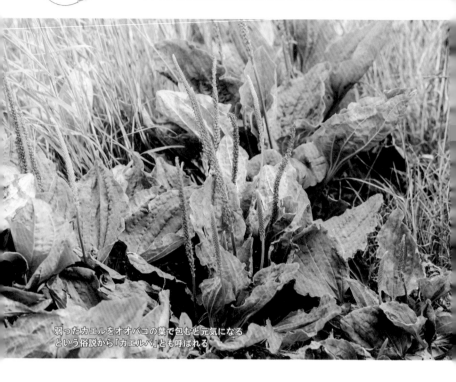

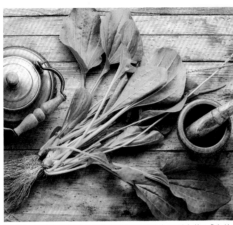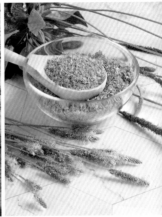

【左】4〜8月頃の花期の全草を乾燥させたものが生薬の「車前草」となる 【右】サイリウムハスクは、そのまま摂取すると喉を詰まらせるため飲み物や料理などに混ぜて使用する

ることが分かっています。

　また、近年はオオバコの近縁種であるインドオオバコやエダウチオオバコの種子や種皮を精製した「サイリウムハスク」が薬用や健康食品として利用されています。サイリウムハスクには食物繊維が豊富に含まれており、水分を吸着して膨張する性質があるため、便通の改善に役立ち、腸内環境が整うことでコレステロール値を下げる効果があるとされています。血糖値の上昇を抑える効果もあるとされ、糖尿病の予防としても注目されています。オオバコの種子とサイリウムハスクの化学成分は類似し、共通点も多いことから、オオバコの種子にも生活習慣病の発症リスクを低減させる働きがあるのではないかと期待されています。

学名	*Plantago asiatica*
別名	シャゼンソウ、ハハキオオバコ、スモウトリグサ、カエルバ
分類	オオバコ科
原産地	東アジア
使用部位	種子、葉、茎
主な働き	鎮咳作用、去痰作用、利尿作用、整腸作用、緩下作用、コレステロール値の低下、血糖値上昇の抑制など

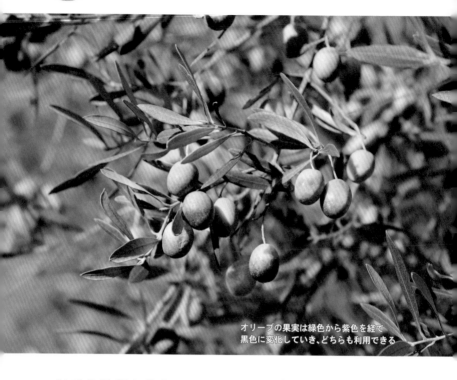

オリーブの果実は緑色から紫色を経て
黒色に変化していき、どちらも利用できる

抗酸化物質を豊富に含むオリーブ

　神話や聖書の中に何度も登場し、幸福や繁栄、平和のシンボルと
されてきたオリーブの木。地中海沿岸を原産とするモクセイ科の常
緑樹で、果実はそのまま食べるほか、オリーブオイルとして食用に
されたり、せっけんや化粧品などに加工されたりします。また、近
年の研究では、葉は実よりも多くのポリフェノールが含まれている
ことが分かり、葉の注目度も高まりつつあります。

　オリーブの起源は8000年前ともいわれ、非常に古い歴史を持ちま
す。紀元前4000年頃には既にオイルとして、食用はもちろん、薬や
化粧品、灯りの燃料などに使われていました。古代ギリシャの医師

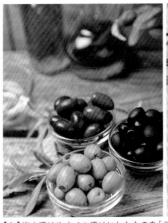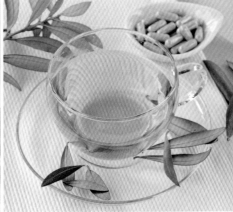

【左】塩水漬けやオイル漬けにしたものを「テーブルオリーブ」と呼び、イタリアの食卓に欠かせない存在だ　【右】ノンカフェインでさっぱりした味わいのオリーブティー

ヒポクラテスは、オリーブオイルを「偉大な医薬」と称し、さまざまな疾患の治療薬として用いていたといいます。また、民間医療では、葉を煎じたものをマラリアの治療薬や解熱剤として、チンキは皮膚疾患の外用薬として利用してきました。

学名	*Olea europaea*
別名	コモンオリーブ、ヨウカンラン
分類	モクセイ科
原産地	地中海沿岸
使用部位	実、葉
主な働き	抗菌作用、抗炎症作用、抗酸化作用、抗ウイルス作用、抗アレルギー作用、解熱作用、コレステロール値の低下、老化の防止など

オリーブにはビタミンEやポリフェノール類など、抗酸化物質が豊富に含まれています。特に葉に多く含まれるオレウロペインというポリフェノールは強力な抗菌・抗酸化作用を持っており、コレステロールが体内で酸化するのを防ぐ働きがあります。このため、コレステロール値の改善や動脈硬化の予防に役立つとされています。また、風邪やインフルエンザなどの予防のほか、花粉症やアレルギー症状の緩和にも効果的とされています。

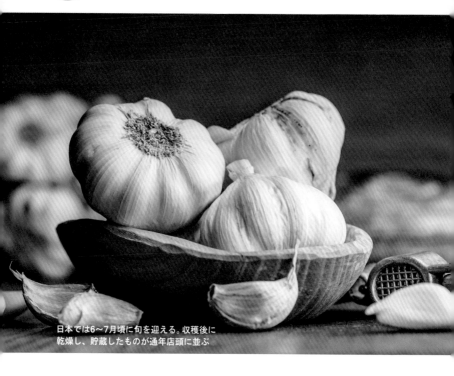

日本では6〜7月頃に旬を迎える。収穫後に
乾燥し、貯蔵したものが通年店頭に並ぶ

ピラミッド建設の労働者も食していたガーリック

　滋養強壮や疲労回復に効果的な食材として親しまれているガーリック。短縮した茎に、養分を蓄えた葉が重なって球形になった鱗茎（りんけい）を食用とし、独特の香りと特有の辛さを持ちます。原産地は中央アジアとされていますが、野生種が見つかっていないため定かではありません。名前の由来は、古英語で「槍」を意味する「gar」と、「辛い味」を意味する「leac」を合わせたものといわれています。

　エジプトでは古くから栽培され、ピラミッドを建設する労働者がスタミナ源として食していたと伝えられています。また、古代ローマ時代の薬学者ディオスコリデスは、風邪や消化促進、解毒や皮膚

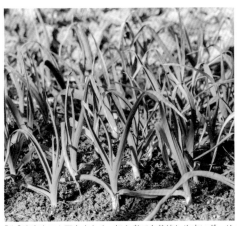 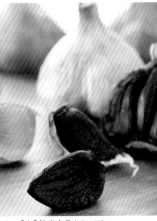

【左】病害虫の心配も少なく、初心者でも栽培しやすいガーリック 【右】健康食品として注目されている「黒にんにく」。熟成・発酵させることで栄養価が高まる

学名	***Allium sativum***
別名	ニンニク
分類	ヒガンバナ科
原産地	中央アジア
使用部位	球根（鱗茎）
主な働き	強壮作用、疲労回復作用、健胃作用、消化促進作用、解毒作用、血管拡張作用、血行促進作用、血圧降下作用、コレステロール値の低下、殺菌作用など

疾患などに効果的としていました。日本には中国を経て伝えられ、『古事記』や『日本書紀』には薬用や魔よけに用いていたという記述が残っています。

強烈な香りはアリシンによるもので、疲労回復や滋養強壮のほか、胃液の分泌を促し腸の働きを活発にする作用があるといわれています。また、アリシンは加熱するとスコルジニンという成分に変化します。スコルジニンは血管を拡張して血流をスムーズにする働きがあり、血圧を下げたり、血中の余分なコレステロールを排除したりするのに役立ちます。ただし、これらの成分は強い殺菌作用と刺激を持つため、胃の粘膜を傷つけたり、腸内細菌を死滅させたりする恐れがあり、過剰摂取には注意が必要です。

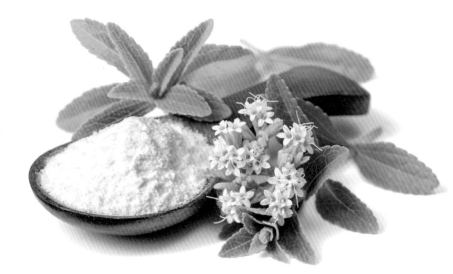

154種以上あるステビア属の中で、
甘味源を有するのは一種のみとされる

カロリーや血糖値が気になるときの甘味料、ステビア

　甘味料の原料として知られるステビアは、南アメリカの亜熱帯高地が原産のキク科の植物です。葉には砂糖の200〜300倍の甘味を持つというステビオシドが豊富に含まれており、葉をかむと甘さが口中に広がります。夏から秋にかけて枝先に白い小花を咲かせますが、葉に苦味が生じるのを防ぐため開花前に摘まれることがあります。

　パラグアイの先住民グアラニー族は、ステビアを現地の言葉で「甘い葉」を意味する「kaa jhee（カー・エー）」と呼び、神聖な植物として崇拝していました。また、心臓病や高血圧の薬としたり、マテ茶に甘い風味を加えたりするために用いてきました。

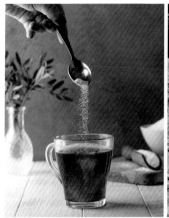 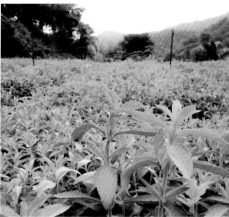

【左】砂糖代わりに使えるパウダー状のステビア　【右】ステビアの栽培風景。刈り取ったステビアを、ミカンやナシなどの栽培に用いるステビア農法も注目されている

　ステビアにカロリーはほとんどなく、腸内では吸収されずに排出されるため、血糖値の上昇を防ぐといわれています。また、インスリン抵抗性*を改善し、血糖値を下げる働きもあるとされています。そのため、ステビアを日常的に摂ることで、糖尿病の予防と進行抑制が期待できます。一方、茎から抽出したエキスには強力な抗酸化力があることがわかっており、シミやくすみを抑制し肌を若々しく保つ効果など、美容効果も注目されています。

　苦みが強くて飲みにくいハーブティーなどには、ステビアを少量加えることで飲みやすくなります。なお、生の葉よりも乾燥させた葉のほうが甘味が強く、粉末にしたステビアの小さじ1/8杯は、砂糖小さじ1杯に相当します。

学名	*Stevia rebaudiana*
別名	シュガーリーフ、アマハステビア、アワユキギク
分類	キク科
原産地	南アメリカ
使用部位	葉、茎
主な働き	血糖値上昇の抑制、血糖値の低下、抗菌作用、抗酸化作用、抗アレルギー作用、健胃作用、美肌効果、老化の防止など

*インスリン抵抗性…インスリンが効き、具合が悪くなった状態のこと

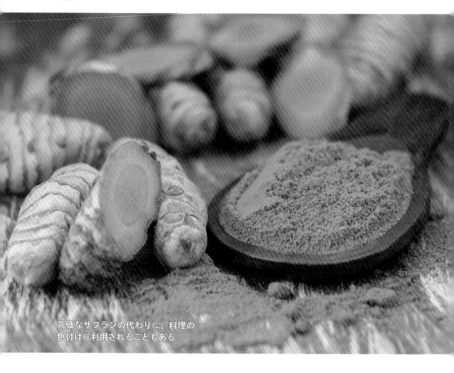

高価なサフランの代わりに、料理の
色付けに利用されることもある

肝機能の向上と老化予防も期待される**ターメリック**

　「ウコン」の名でよく知られるターメリックは、インド原産のショ
ウガ科の植物で、独特の香りとほろ苦い風味を持ちます。根茎には
ポリフェノールの一種である黄色い色素クルクミンを多く含み、乾
燥させてパウダー状にしたものはカレーのスパイスや食品の着色料、
衣料の染料として利用されます。ウコン属は50種類以上あります
が、ターメリックは初秋に花を咲かせることから別名を「秋ウコン」
と呼び、この種が最もクルクミンの含有量が多いとされています。

　原産地であるインドでは紀元前970年頃から栽培が始まったとさ
れ、古典的な調理用スパイスであり、伝統的な薬でもありました。ア

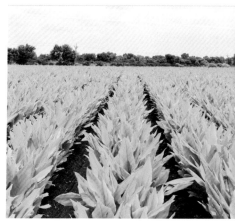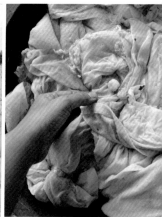

【左】ターメリック畑。日本でも沖縄を中心に鹿児島の種子島や奄美大島などで栽培されている　【右】黄色に染める染料として使われるターメリック

ーユルヴェーダでは抗炎症薬や血液の浄化剤などとして用いられ、重宝されていたといいます。また、ターメリックで染めたものは高貴で神聖なものとされ、皇帝の衣服や高僧の袈裟などに使われてきました。日本には江戸時代に中国から琉球に伝わりました。

　クルクミンは、肝臓の解毒作用を高め、胆汁の分泌を促す働きがあることから、肝機能の向上に役立つと考えられています。また、伝統的にターメリックを使った料理が食べられているインドでは認知症の発症率が極めて低く、クルクミンの持つ抗酸化作用が注目されています。ただし、肝機能が低下しているときに過剰摂取すると、ターメリックに含まれている鉄分が肝臓に蓄積され、肝障害を引き起こすことがあるので注意が必要です。

学名	*Curcuma longa*
別名	ウコン、ウッチン、クニット
分類	ショウガ科
原産地	インド
使用部位	根茎
主な働き	抗菌作用、抗酸化作用、抗炎症作用、解毒作用、浄化作用、健胃作用、整腸作用、緩下作用、胆汁分泌促進作用、肝機能の改善、老化の防止など

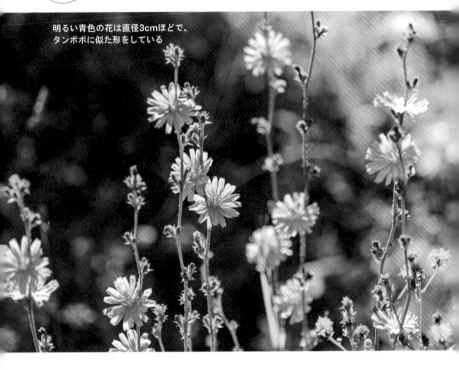

明るい青色の花は直径3cmほどで、
タンポポに似た形をしている

コーヒーの代用としても愛飲される**チコリー**

　小さな白菜のような見た目をした若葉が野菜として利用されるチ
コリーは、地中海沿岸を原産とするキク科の多年草です。和名で「キ
クニガナ」と呼ばれるように強い苦味を持ち、ヨーロッパではサラ
ダやソテーなどにして食べられています。また、花もエディブルフ
ラワーとして食用にされます。ハーブ療法の中で利用されるのは大
半が根ですが、強い苦味を持っており、焙煎したものはコーヒーの
代用品としても飲まれています。

　チコリーは古くから食用にされ、古代ローマでは消化促進剤とし
て利用されていました。また、ローマ帝国時代の医者ガレノスは「肝

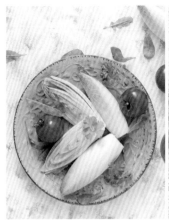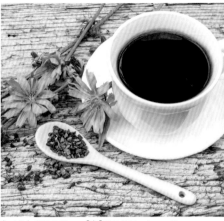

【左】シャキシャキとした食感が良い生でも食べられるチコリー 【右】チコリコーヒー。フランスなどでよく飲まれ、コーヒー豆とのブレンドを「パリジャンコーヒー」ともいう

臓の友達」と称したと伝えられています。その後、ヨーロッパでは媚薬の材料として使われ、18世紀にはプロイセンのフリードリヒ2世がコーヒーを禁止したことでチコリーコーヒーが普及しました。

　チコリーの根の特徴として、水溶性の食物繊維イヌリンを豊富に含むことが挙げられます。

学名	*Cichorium intybus*
別名	キクニガナ、アンティーブ
分類	キク科
原産地	地中海沿岸
使用部位	根
主な働き	抗酸化作用、整腸作用、駆風作用、緩下作用、デトックス効果、利尿作用、血糖値上昇の抑制、肝機能の改善、解毒作用など

イヌリンは便通の改善や老廃物を排出する効果などが認められており、腸内環境を整え、むくみの解消に役立つほか、悪玉コレステロールを排出する働きや血糖値が急激に上昇するのを防ぐ働きもあるとされています。また、チコリ酸という特有の成分には、肝臓機能の向上や解毒作用の促進が期待されています。チコリコーヒーはカフェインは含まれていないので、就寝前の一杯におすすめです。

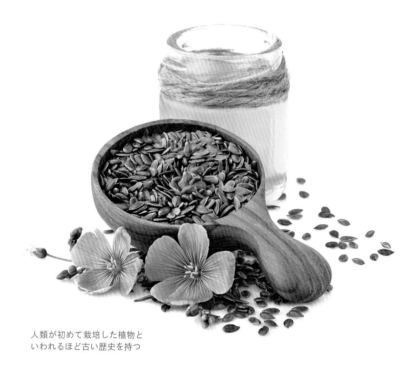

人類が初めて栽培した植物と
いわれるほど古い歴史を持つ

紀元前8000年から栽培される**フラックス**

　日本では「亜麻」の名で親しまれ、天然繊維リネンの原料になることで知られるフラックス。原産地はコーカサス地方から中東にかけてで、現在は世界各地で栽培されています。「亜麻仁」と呼ばれる種子から抽出されるフラックスシードオイル（アマニ油）は、血流改善や動脈硬化の予防に効果的な成分とされるα-リノレン酸を豊富に含むことから、健康的な食用油として注目されています。

　フラックスの歴史は紀元前8000頃まで遡り、ティグリス・ユーフラテス川流域で栽培され、茎の繊維が利用されていたことが確認されています。古代ギリシャの医師ヒポクラテスは、種子には胃腸の不

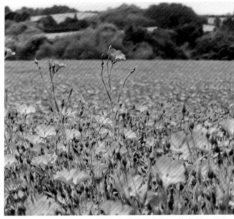 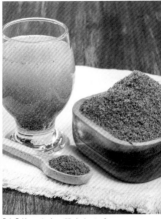

【左】春から夏にかけて小さな青紫色や白色の花を咲かせる　【右】使いやすい粉末タイプ。
お湯に溶かして飲んだり、サラダやスープなどのトッピングにも使える

学名	*Linum usitatissimum*
別名	アマニ、アマ、ヌメゴマ
分類	アマ科
原産地	コーカサス地方〜中東
使用部位	種子
主な働き	抗酸化作用、健胃作用、整腸作用、駆風作用、緩下作用、利尿作用、血行不良の改善、肝機能の改善、コレステロール値の低下、エストロゲン様作用など

快を解消する効果があるとし、17世紀の北アメリカの開拓者たちは切り傷ややけどの手当てに繊維を用いていました。日本には、江戸時代に伝来し、種子を薬として利用するために栽培されました。

　種子の成分は、α-リノレン酸をはじめとする脂肪酸、粘液質成分、食物繊維、たんぱく質、リグナンなどです。リグナンとはポリフェノールの一種で、血中コレステロール値を下げる効果や肝機能を改善する効果があることが科学的に明らかになっています。また、エストロゲン様作用もあるとされ、女性特有の不調の軽減も期待できます。なお、オイルには食物繊維とリグナンは含まれないため、リグナンの効果を得たい場合は、パウダー状の種子をお湯に溶かして飲用するとよいでしょう。

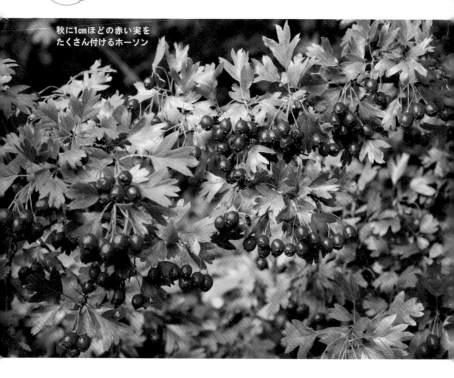

秋に1cmほどの赤い実を
たくさん付けるホーソン

心臓を守るハーブとして知られるホーソン

　高さ4～9mの落葉低木で、5月に白色やピンク色の花を咲かせることから「メイフラワー」とも呼ばれるホーソン。名前の由来は、古英語で「垣根」を意味する「haga」と「棘」を意味する「thorn」を合わせた言葉といわれ、イギリスではよく生垣に利用されています。初秋になる果実は食べることができ、生食のほかジャムやジュース、ドライフルーツなどに加工されます。なお、ホーソンとは、広義にはバラ科サンザシ属の総称ですが、狭義にはヒトシベサンザシとセイヨウサンザシの2種を指すことが多いようです。

　古代ギリシャではホーソンは希望の象徴とされ、婚礼の花冠など

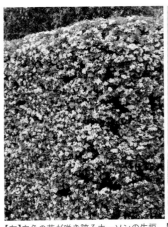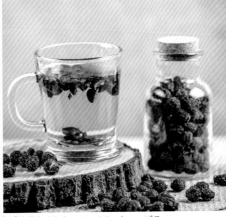

【左】白色の花が咲き誇るホーソンの生垣　【右】乾燥させたホーソンベリーとハーブティー。味が薄いため、他のハーブティーとのブレンドがおすすめ

　に用いられました。1世紀の薬学者ディオスコリデスは果実を消化器の不調に、細かく刻んだ根は湿布薬として利用していました。心臓の痛みや動悸に用いられるようになったのは中世からで、その後世界各地で「心臓を守るハーブ」として用いられました。現在、その有効性は科学的にも認められています。

　主な成分は、強い抗酸化力を持つオリゴメリックプロアントシアニジンで、冠状動脈を拡張して血流を改善する作用があります。血流が改善されると酸素の供給量も増加し、心臓をはじめとする循環器系の症状の改善に役立ちます。また、高めの血圧や低めの血圧を調整する作用もあるとされています。作用は穏やかなので、安心して長期連用することも可能です。

学名	*Crataegus monogyna* ヒトシベサンザシ *Crataegus laevigata* セイヨウサンザシ
分類	バラ科
原産地	ヨーロッパ、北アフリカ、西アジア
使用部位	果実（偽果）、葉、花、根
主な働き	抗酸化作用、血管拡張作用、血行促進作用、血圧調整作用、強心作用など

＊冠状動脈…心臓の筋肉に向けて流れる血管のこと

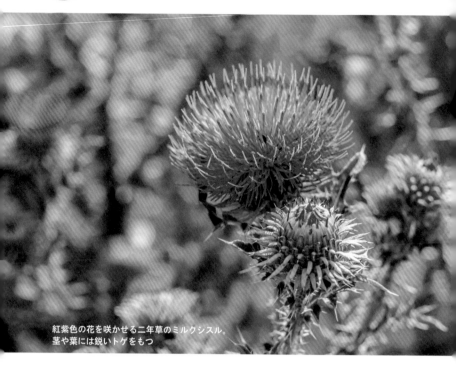

紅紫色の花を咲かせる二年草のミルクシスル。
茎や葉には鋭いトゲをもつ

肝臓疾患の治療薬として用いられるミルクシスル

　ミルクシスルは地中海沿岸が原産のキク科の植物で、6〜7月に
淡い紅紫色の花を咲かせます。葉に乳白色のまだら模様があるのが
特徴で、聖母マリアの母乳が葉の上にこぼれ落ちたという逸話から、
その名が付いたといわれています。欧米では人気の高いハーブの一
つで、葉や茎はゆでて野菜として食され、種子はハーブティーやサ
プリメントとして取り入れられています。

　古代ギリシャ・ローマの時代から肝臓に良いハーブとして知られ
ていたミルクシスルは、中世ヨーロッパでは修道院などで欠かせな
い存在になりました。12世紀の自然療法士ヒルデガルトもミルクシ

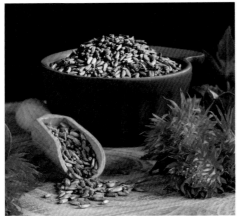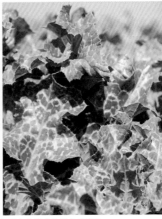

【左】ミルクシスルの種子。ハーブティーには、ミルなどで砕いてから使うのがおすすめ
【右】名前の由来となったとされると特徴的な白いまだら模様の葉

スルを治療に使い、17世紀のハーブ療法士ニコラス・カルペパーは、肝臓の症状を改善し、黄疸を治すのに役立つとして記しています。

　ミルクシスルの最大の特徴は、シリマリンという有効成分が多く含まれる点です。シリマリンはフラボノイド混合物で、過剰な活性酸素の働きを抑えたり、傷ついた肝細胞の修復や再生を促したりします。そのため、肝臓に関わる症状の予防や改善に有効とされており、ドイツでは慢性肝炎や肝硬変の治療薬として用いられています。また、肝機能が正常に整うことで、疲労感や食欲不振、消化不良や気分の落ち込みなどの改善も期待できます。なお、母乳の出をよくするために使われることもありますが、効果については十分な研究がされていません。

学名	*Silybum marianum*
別名	マリアアザミ、オオアザミ
分類	キク科
原産地	地中海沿岸
使用部位	種子
主な働き	抗酸化作用、抗アレルギー作用、抗うつ作用、解毒作用、強壮作用、消化不良の改善、肝機能の改善、胆汁分泌促進作用など

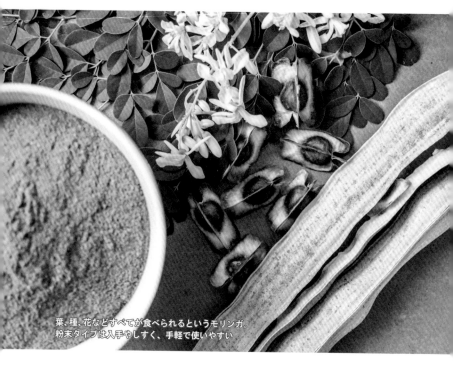

葉、種、花などすべてが食べられるというモリンガ。
粉末タイプは入手やしやすく、手軽で使いやすい

90種類以上の栄養素を含む「奇跡の木」、モリンガ

　モリンガはインド北西部のヒマラヤ山麓を原産とする樹木で、葉と花はサラダやハーブティーに、茎や根は薬用に、種子はオイルなどとして余すところなくすべて利用することができます。90種類以上もの豊富な栄養素を含むことから「奇跡の木」とも呼ばれており、2007年には国連の世界食糧計画に採用され、貧困地域の栄養失調対策に有効な食品として認定されました。

　原産地のインドでは300もの病気を予防する「薬箱の木」と呼ばれ、伝統医学アーユルヴェーダでは5000年前から生薬として使われてきました。古代ギリシャやローマ、エジプト文明においても利用さ

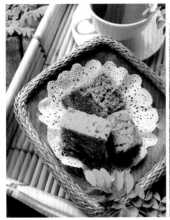 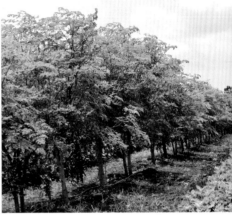

【左】モリンガケーキ。さまざまな料理やお菓子作りに使われている 【右】二酸化炭素の吸収率が高いことから、地球温暖化防止に貢献する植物としても注目されている

れていた記録があり、世界三大美女のクレオパトラはモリンガのオイルを肌に塗っていたと伝えられています。

モリンガには、必須アミノ酸を含む19種類のアミノ酸をはじめ、ポリフェノールなど46種類の抗酸化物質、そして食物繊維も豊富に含まれています。中でも注目したいのが、β-シトステ

学名	*Moringa oleifera*
別名	ワサビノキ
分類	ワサビノキ科
原産地	インド北西部
使用部位	花、葉、茎、根
主な働き	抗酸化作用、整腸作用、老化の防止、肝機能の改善、コレステロール値の低下、血圧降下作用、美肌効果など

ロールという成分です。この成分は、血中のコレステロール値を下げ、動脈硬化や心筋梗塞、高コレステロール血症などの生活習慣病を予防する効果が期待されています。また、天然アミノ酸のGABA（ギャバ）には、一時的なストレスの緩和や血圧を下げる作用があることが報告されています。食生活が偏りがちな方やストレスが多く、忙しい生活を送っている方におすすめのハーブです。

索 引

からだと心を癒やしてくれる
100種類のハーブ

2024年7月5日　初版第1刷発行

編著者	潤いのある暮らし研究会
編　集	EDing Corporation
デザイン	遠藤葵　多田あゆみ　八木美智恵　梶間伴果

発行人	石井悟
発行所	株式会社 自由国民社
	〒171-0033　東京都豊島区高田 3-10-11
	電話　営業部　03-6233-0781
	編集部　03-6233-0786
	ウェブサイト　https://www.jiyu.co.jp/
印刷所	株式会社シナノ
製本所	新風製本株式会社

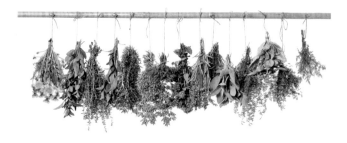

ハーブを使用する際には、注意事項を必ず読んで、正しくお使いください。本書の内容の運用に
よっていかなる問題が生じても、著者、発行者、発行所のいずれも責任を負いかねます。